A BULA DE CADA CRIANÇA

Roberto Cooper

A BULA DE CADA CRIANÇA

O olhar humanista de um pediatra sobre como cuidar dos filhos sem receita pronta

máquina de livros

Direção editorial: **Bruno Thys e Luiz André Alzer**
Capa e projeto gráfico: **Bruno Drummond | Bloco Narrativo**
Revisão: **Camilla Mota**
Foto do autor: **Ana Maria Machado**

Dados Internacionais de Catalogação na Publicação (CIP)
(eDOC BRASIL, Belo Horizonte/MG)

Cooper, Roberto.
C7786 A bula de cada criança: o olhar humanista de um pediatra sobre como cuidar dos filhos sem receita pronta / Roberto Cooper. – Rio de Janeiro, RJ: Máquina de Livros, 2024.
200 p. : 14 x 21 cm

ISBN 978-65-86339-29-1

1. Literatura brasileira – Crônicas. I. Título.
CDD B869.3

Elaborado por Maurício Amormino Júnior – CRB6/2422

Grafia atualizada segundo o Acordo Ortográfico da Língua Portuguesa de 1990, em vigor no Brasil desde 2009.

1ª edição, 2024

Rua Francisco Serrador 90 / 902, CeWntro, Rio de Janeiro/RJ
CEP 20031-060

Conheça nosso site: www.maquinadelivros.com.br
Fale com a gente: contato@maquinadelivros.com.br

Para Carolina

Índice

Apresentação

Este livro é uma seleção de publicações do blogue que mantive entre 2015 e 2018. São temas que foram surgindo durante as consultas e outros por demanda dos pais. O estímulo que me moveu a escrevê-lo é o mesmo que me move agora, ao reuni-las em livro: sempre achei fascinante o trabalho de traduzir o difícil para o mais fácil, como fez Carl Sagan na cosmologia e, agora, o Marcelo Gleiser. Na medicina, temos o excelente Dr. Drauzio Varella, uma referência nesse trabalho de tornar acessível o conhecimento científico. Não são os únicos, mas pioneiros e exemplos para os demais.

Outra motivação foi a de mostrar aos pais que eles sabem muito mais a respeito de seus filhos do que imaginam. Em um mundo de especialistas em tudo, onde é preciso transformar-se no melhor no que se faz, ser mãe e pai ficou difícil. "Certamente, há alguém que entende de bebês e crianças mais do que nós" é um pensamento recorrente, mas uma mentira. Quem entende dos filhos são os pais. Acho importante ainda desmedicalizar a saúde, outra proposta do livro.

Além da inspiração de cientistas, advogados, economistas e médicos que descomplicam as coisas, fui influenciado pela pedagogia. Ainda recém-formado, participava de um grupo de discussão da tarefa médica, e não raro a conversa ia parar em Paulo Freire. Pensar que educação e saúde tinham muita proximidade me ajudou a reagir com desconforto diante de uma prática médica exclusiva ou majoritariamente orgânica, como se o ser humano fosse uma máquina, e o médico, o mecânico.

Ainda na área da pedagogia, fui influenciado por um livro incrível: "Cuidado, escola!", elaborado por Babette Harper, Claudius Ceccon, Miguel Darcy de Oliveira e Rosiska Darcy de Oliveira, apresentado por Paulo Freire e equipe do Idac, com a colaboração de Monique Séchaud e Raymond Fonvieille. Ficou muito claro que normas e regras de instituições, ainda que importantes, podiam estar erradas e nem sempre o aluno (no caso do livro) é "o problema".

Não posso deixar de citar uma pessoa, pedagoga que nunca mais vi: Maria Bonumá, uma gaúcha que veio ao Rio de Janeiro a convite da então presidente da Funabem, Ecléa Guazelli, criar uma creche para os filhos dos funcionários da instituição. Ela me ensinou uma outra forma de olhar para a saúde e as crianças. Em uma reunião com os funcionários da Funabem que matriculariam os filhos na creche, onde alunos (não infratores) da instituição iriam trabalhar, uma psicóloga perguntou: "Vocês vão usar o método Montessori na creche?". Maria prontamente respondeu: "Não! Na creche nós vamos usar o método *crianssori!*".

Em minha trajetória profissional e de vida, em que tive o privilégio de conhecer muita gente interessante e provocadora, é preciso fazer uma menção e reconhecimento à obra de Donald W. Winnicott, pediatra inglês que se tornou psicanalista, mas nunca deixou de se ver como um médico de crianças. Tive o privilégio de ser acolhido em grupos de estudos da obra de Winnicott, formados por psicólogos como os do Círculo Psicanalítico do Rio de Janeiro, coordenado por Fátima Junqueira. Outro grupo fundamental no meu letramento para além da medicina biomédica foi conduzido pela psicóloga Elisa Oliveira Dias. Preciso ainda mencionar uma curta, mas produtiva série de encontros com Carlos Plastino. A todos que participaram desses grupos, tenho gratidão pelo acolhimento e pela generosidade de compartilhar seus conhecimentos.

Retomando: pacientes podem não se encaixar em normas, médias, parâmetros e ainda assim serem saudáveis. É um pouco do que abordo neste livro. A singularidade de cada um é fundamental. Se um sapato tamanho 40 fica apertado e um 41 fica folgado, diremos que "meu pé tem defeito: não cabe nas numerações". Ora, o defeito é das numerações que não atendem à nossa singularidade. Que isso seja difícil ou impraticável de se conseguir é compreensível, mas não se coloque o "defeito" ou a "culpa" no indivíduo. Isso vale para cuidar e educar os filhos. Pais não devem se sentir com "defeito" ou "culpados".

Em um mundo onde os valores corporativos ou empresariais invadiram nossas vidas privadas, com pessoas programando viagens de lazer baseadas em custo-benefício ou escolhendo escolas em função do retorno do investimento de determinado índice de aprovação em vestibular, este livro é um contraponto a isso e propõe uma visão de mundo mais amorosa, afetiva, simbólica, subjetiva, baseada no respeito e no prazer do encontro entre pais e filhos.

Nele o leitor não encontrará textos específicos sobre doença nem receitas ou prescrições de como fazer isso ou aquilo.

Espero que este livro realize minhas aspirações (palavra mais suave do que pretensões): divulgar conhecimento, contribuir para a autonomia e independência dos pais para que se tornem sujeitos ativos do processo de cuidar dos seus filhos e, não menos importante, que aqui e ali, consiga provocar um riso, devolvendo uma certa leveza e humor na vida de ser pai e mãe, tarefa dificílima e exaustiva.

Roberto Cooper

Palavras de um pediatra: como o bebê nos afeta?

Para começar esta conversa, ainda que por escrito, vamos definir o que seja afetar. Sem muito aprofundamento etimológico, significa, entre outras coisas, causar efeito em alguém. Nesse sentido, bebês nos afetam de várias formas.

Bebês apresentam comportamentos inatos que buscam a proximidade com a mãe (ou com quem estiver fazendo esse papel) e protestam quando são afastados. A simples busca pela proximidade e a queixa no afastamento afetam os pais e os humanos em torno do bebê tanto nos aspectos emocionais quanto físicos.

Comparativamente a outros mamíferos, nós humanos nascemos prematuros. Praticamente todos os mamíferos conseguem se movimentar em busca do alimento com uma semana de vida. Alguns, desde o primeiro momento, como cavalos, bezerros, cordeiros etc. Se já nascêssemos com a habilidade de nos locomovermos, deveríamos vir ao mundo nove meses mais tarde, e vocês podem imaginar o tamanho que seria a bacia das mulheres. Como as bacias seguem o tamanho próximo ao dos primos primatas, nossa cabeça só consegue passar (com muito esforço) ao término de aproximadamente 40 semanas de gravidez. Os outros nove meses serão vividos fora do útero. Uma segunda gestação.

Seres humanos nascem, portanto, dependentes absolutos do cuidado de outro ser humano, adulto. Dependência absoluta significa que, se não houver cuidado 24 horas, sete dias na semana, o bebê não terá condições de, sozinho, sobreviver. Bebês nos afetam por necessidade de sobrevivência. Os bebês são "interesseiros!". O amor se dá em termos de cuidados efetivos. O choro do bebê é algo que não nos deixa neutros, nunca. Pode ser o choro de um bebê no vizinho – aquele volume e timbre nos tocam. Algo se passa nas nossas cabeças (e corações), nem que seja "coitado desse bebê e desses pais". Se vemos um bebê chorando, nosso reflexo é o de pegá-lo. Não pensamos por que queremos fazer isso; queremos porque o choro causou um efeito (afetar), e respondemos a esse efeito. O ser humano precisa de contato e comunicação, e o choro do bebê pode ser um pedido para que essa necessidade básica seja atendida. Como? Sem muita teoria, sem muito pensar e refletir: colocando o bebê no colo, olhando e conversando com ele.

Do ponto de vista emocional, sem ser no exemplo acima, o de uma resposta imediata a um choro, o bebê produz sentimentos intensos e, não raro, paradoxais. O amor que um bebê provoca é único, ímpar, diferente de todas as outras formas de sentir amor que se possa ter experimentado. Não é igual ao amor pelos pais, irmãos, amigos, companheiro ou companheira. É uma onda de amor de intensidade e qualidade não descritível em palavras. Junto com o amor, o carinho, o desejo ou impulso de manter o bebê colado no corpo, vêm o olhar de contemplação e, simultaneamente, um radar a antecipar dificuldades ou problemas. Ao mesmo tempo, o sentimento de insegurança se instala. Há dúvidas quanto ao cuidar adequado, à competência que oscila entre questões muito objetivas (meu leite é suficientemente forte para meu filho?) e outras mais subjetivas (o que mais posso fazer para ele ficar bem?).

Como bebês são implacáveis com seus pais, à medida que os dias vão passando, podem surgir a irritação e a raiva, que, não raro, disparam um sentimento de culpa. Como pude sentir raiva ou perder a paciência com a criatura que mais amo na vida?

No campo físico, também somos afetados por bebês. Mães descobrem uma vitalidade que desconheciam possuir. Dormem poucas horas e em horários atípicos. Aprendem a dormir entre mamadas, cujo intervalo sequer é previsível. Mas também descobrem um cansaço jamais sentido. Isso sem comentar as mudanças corporais que a gravidez e a amamentação produzem no corpo da mulher. "Nunca mais terei minha vida de volta" é um pensamento que poucas mães ousam verbalizar, mas que passa pela cabeça de muitas.

Há uma outra forma com que os bebês nos afetam diretamente. O bebê é um ser imprevisível, incontrolável, avesso a rotinas. O bebê esfrega na nossa cara a sua singularidade, o que nem sempre é facilmente entendido, assimilado e, mais importante, acolhido pelos pais. A resposta habitual é a de buscarmos padrões, regras, para que possamos sentir um certo controle (ilusório) da situação. Queremos controlar, e o bebê é incontrolável. Essa característica dos bebês abre espaço para a "terceirização" do cuidar. Nomeamos "autoridades" que nos darão "soluções". Compramos cursos, técnicas, manuais, regras de como bem cuidar do nosso bebê, esquecendo-nos de olhar o único manual onde as respostas podem ser razoáveis.

Me refiro ao manual do bebê, daquele bebê. O manual ao qual só os pais têm acesso e que só eles podem decifrar. No entanto, diante da insegurança natural, reforçada pela pressão social, os pais não conseguem perceber que qualquer autoridade, protocolo ou regra não se refere ao seu bebê, mas a um bebê médio, estatístico. Portanto, inexistente. Não percebem ou não se sentem seguros com o fato de que quem mais entende do seu bebê são os pais. Ninguém mais conhece tão bem o bebê quanto seus pais. Se livrar das "regrinhas" externas e descobrir, dia a dia, as necessidades do seu bebê é uma tarefa difícil, trabalhosa e cansativa. Mas é a que garante o prazer da maternidade (e da paternidade) e, mais importante, que assegura ao bebê as bases para uma vida saudável (física e psíquica).

Entra em cena um outro tipo de afetar, não diretamente produzido pelo bebê, mas consequência da sua chegada. Trata-se da pressão social por padrões de maternidade desejáveis. De repente, a mãe se torna a ré de um tribunal onde está sendo julgada por tudo que fez ou deixou de fazer com e para o seu bebê. É um massacre silencioso e cruel, envolto em um belíssimo embrulho que faz supor preocupação e amor por parte de quem massacra. Os pais, naturalmente inseguros, agora terão a certeza da sua incompetência, e qualquer impulso de criatividade e ousadia que poderia haver desaparece, esmagado por regras, protocolos, formas corretas de se fazer.

Nesse movimento de retirar dos pais sua autonomia, tornando-os reféns do saber alheio (pediatras, avós, grupos de mães no WhatsApp), a amamentação mereceria um artigo exclusivo. Sem me aprofundar, há um fundamentalismo associado à amamentação ao seio que torna um fim o que deveria ser um meio. Ou a mãe amamenta ao seio, exclusivamente, pouco importando sua história de vida, o contexto, as dificuldades, ou ela e seu bebê "arderão no fogo do inferno!".

O progresso tem inúmeros aspectos positivos, não há como duvidar. Mas cobra um preço também. Há cem anos, a cena de um bebê chegando se daria em uma casa onde uma família provavelmente numerosa viveria. Nesse ambiente, com irmãos, cunhados, tios e sobrinhos próximos, o bebê seria acolhido pela família, facilitando em muito o trabalho dos pais. Hoje, com a predominância de famílias mononucleares, os bebês saem da maternidade para o apartamento dos pais, onde os três conviverão. Esse convívio intensivo e exclusivo só potencializa o afetar sobre as emoções e o corpo dos pais.

O progresso também molda a cultura e, nesse momento, os valores corporativos ou de empreendedorismo permeiam a vida pessoal. Valores como eficácia, entrega, mérito, custo-benefício são fundamentais em um negócio, mas famílias não são empresas! Mesmo assim, a ideia de performar, do que fazer, como fazer, fazer melhor etc. já ultrapassou os limites da vida profissional e invadiu nossas vidas pessoais. Bebês não querem pais que façam, mas que estejam e sintam. Essa dissonância entre o que pensamos ser bom e o que o bebê nos diz que precisa é uma forma de afetar que, para os que puderem aproveitar, só trará benefícios.

Como pediatra, não poderia deixar de comentar que, quando um bebê ou uma criança adoece de algo corriqueiro e inerente ao crescimento, como resfriado, febres, tosse, há uma natural amplificação da insegurança dos pais. A questão é que em um mundo pragmático, rápido, *problem solving* oriented (usei a expressão propositadamente em inglês para dar o peso da cultura), o desejo de soluções imediatas gera um abuso de medicamentos (ineficazes) e/ou de exames laboratoriais (desnecessários). O cuidar se perdeu com a expectativa de cura (para coisas simples e que ainda não temos cura). O remédio nos dá a falsa sensação de "estarmos fazendo algo", quando o que o bebê ou a criança com esses tipos de doenças comuns precisa é de paciência e carinho. Novamente, vemos nossos filhos nos afetando e, nesse caso, sinalizando que a vida de relações, vínculos e afeto nem sempre precisa de alguém, obrigatória ou prioritariamente, fazendo algo. Nossos filhos nos dão a oportunidade de reavaliarmos a forma como estamos nos relacionando com o mundo e com as pessoas.

Falei do bebê afetando seus pais, mas é preciso dizer que ele afeta todos em seu entorno. Aí incluo o pediatra que, ao examinar um bebê e ver os olhos fixos nos seus, um sorriso ou um choro durante o exame físico, não consegue passar incólume por esses momentos. Mais: quando o pediatra percebe a capacidade dos pais em cuidar do bebê, acolhe suas inseguranças, saindo do campo meramente orgânico, biológico, da prática médica, e acaba sendo invadido por emoções que mexem com a sua pessoa. Por isso, não raro, permanecemos na "zona de conforto" (improdutiva) para a qual a formação médica nos "doutrinou", olhando apenas para o biológico, sem entrar em contato com as pessoas envolvidas no atendimento (o bebê e sua família).

Finalmente, há toda uma história que não contei aqui sobre como nós e o ambiente afetamos o bebê. Apenas como provocação, deixo no ar a ideia de que não há afetar sem ser afetado. Assim, bebês percebem o humor de quem cuida deles, bem como a harmonia e tensões do ambiente onde está inserido. Muitos pais (e pediatras) acreditam que o bebê é pequeno demais para perceber o que se passa ao seu redor. Estão considerando que a única forma de percepção é cognitiva, lógica, e esta, sem dúvida alguma, o bebê ainda não dispõe de maturidade suficiente para tê-la.

Mas as sensações são uma forma de percepção, poderosíssima, deixando seus registros, ainda que inacessíveis, para sempre.

O afetar dos bebês nos remete ao ser antes do fazer e pode nos permitir viver emoções, sentir e responder com um cuidar que seja aquele de que o bebê efetivamente precisa.

Texto publicado na revista "Primórdios – Narrativas Sensoriais" (v.5 n.5 2018), do Círculo de Psicanalítico do Rio de Janeiro.

Pais não são cientistas, mas artistas

"A imaginação é mais importante do que o conhecimento. O conhecimento é limitado. A imaginação dá volta ao mundo."
Albert Einstein*

Começo o texto com uma citação de uma das mais brilhantes mentes científicas da humanidade. É uma afirmação de alguém que passou a vida envolvido em fórmulas matemáticas, criando teorias, algumas só comprovadas muito recentemente. No entanto, quando foi perguntado se confiava mais na sua imaginação do que no seu conhecimento, deu a resposta acima, surpreendente para um físico brilhante. Talvez surpreendente para qualquer um de nós. Vivemos a era das certezas e convicções "científicas". Coloquei aspas em científicas porque muitas das nossas convicções são baseadas em pseudociência, fraudes, farsas e manipulações. Mas isso é outro assunto. O fato é que o valor dado à racionalidade, lógica, precisão, previsão, modelos matemáticos, estatísticas, algoritmos e big data é inequivocamente maior do que o conferido à arte, intuição, sensações, imaginação, afeto e amor.

Nenhum de nós escapa do tsunami da cultura, o conjunto de valores que expressa uma época ou um grupo humano. Imersos em dados, números, estatísticas e gráficos que projetam eventos futuros, não poderíamos ser mães e pais sem estarmos "contaminados" por essa praga contemporânea.

Imagino que, a esta altura do texto, engenheiros, matemáticos, economistas e físicos já pararam de ler, irritados diante da minha irreverência com a ciência. Eventualmente, leitores sentiram desconforto ao ver nossos oráculos atuais (a razão) serem provocados por um pediatra. Mas, antes que nenhum leitor chegue ao fim do texto, explico alguns pontos. A ciência é fundamental. O pensamento científico é um passo enorme da humanidade para sair do obscurantismo dos mitos e crendices. O pensamento científico é ainda muito jovem na nossa história, datando de aproximadamente 500 anos, muito pouco para o confronto com 160 mil anos de fantasias e crenças, sem nenhuma fundamentação ou comprovação. Portanto, sou um ferrenho defensor do pensamento científico. A proposta deste texto é a de, preservando o pensamento científico, afirmar que ele é uma condição necessária, mas não suficiente, para a nossa vida no planeta.

Dito de outra forma, há uma característica humana, chamada emoção, que não se opõe à razão, sendo, com esta, parte de um todo indivisível do ser humano. Não há no mundo real divisão ou polarização entre razão e emoção. Fomos induzidos a acreditar nisso por modelos culturais que nos precederam (Descartes sendo um dos mais conhecidos) e que se mantêm até hoje. Para me "garantir", comecei o texto com uma declaração de Einstein, valorizando a imaginação, que nada tem de racional.

Como em vários outros textos deste livro, há uma hora em que o leitor, se chegou até aqui, se pergunta: "Mas o que isso tem a ver com ser mãe e pai? Aonde esse pediatra quer chegar?".

Uma mulher engravida. Ao mesmo tempo em que faz o seu pré-natal, baseado nos melhores conhecimentos científicos disponíveis, imagina seu filho. Pode até ver uma imagem de ultrassom do bebê, mas o que os pais imaginam não é aquela imagem, ainda que seja emocionante. Durante a gravidez, a mulher e o pai imaginam o parto, o recém-nascido, como será, que personalidade terá, com quem se parecerá. As preocupações de todos nós também aparecem no imaginário de casais grávidos: será saudável, perfeito, inteligente?

Nasce o bebê e há um choque de realidade. O imaginado não é exatamente como o real. Seja o aspecto físico (a carinha amassada, a orelha assim ou assado, o nariz que não lembra o de ninguém), seja o comportamento do bebê. O bebê imaginado era doce, meigo, manso. Dormia a noite toda como um anjo e, de dia, mamava feliz. Pois bem, o bebê chora, e chora mais, e chora muito. Não dorme à noite, só quer ficar no peito, machuca o peito, não poupando a mãe, sugando leite, energia e vitalidade (que mãe não sentiu um cansaço jamais experimentado antes?).

Claro que estou exagerando, pintando com tintas fortes um quadro em que também há um sentimento de amor jamais vivido anteriormente. Quero apenas preparar o clima para o próximo movimento. Diante da insegurança (natural e normal) que essa pororoca entre o imaginado e o real produz, qual a solução? Consultemos nossos oráculos contemporâneos: Google, grupos de mães e o pediatra. A pergunta, expressa de diferentes maneiras, é sempre: "Isso é normal?". E acreditamos que a resposta, técnica, está fora de nós, dos nossos sentidos, guardada a sete chaves por algum sábio que entende de bebês mais do que nós.

Proponho que, em vez de consultar os oráculos ou especialistas com supostos saberes, os pais se voltem para a sua intuição, sensibilidade, emoções, imaginação e criatividade. Claro que os conhecimentos científicos adquiridos serão úteis e servirão como um guia ou norte, mas nunca como uma norma ou regra. De que adianta dizer que um bebê "deve" dormir 16 horas por dia se o seu dorme 14 ou 18 horas? O que importa é saber se o bebê está saudável e não se "obedece" a uma regra! De onde vêm as regras da introdução alimentar (ou alguém acha que um bebê sueco vai ser alimentado com banana)?

Aliás, de onde vêm tantas regras que assegurem um desenvolvimento "normal" do ser humano? Suspeito que venham, entre outros fatores, de uma exploração da insegurança natural que temos diante de algo novo (filhos, frágeis e dependentes absolutos de nós), com o intuito de vender um serviço ou o simples "conhecimento". Claro que obedecer a uma regra remove a responsabilidade do eventual erro, mas também tira o que há de mais rico na maternidade e paternidade, que é a autoria do processo de criar esse novo ser humano.

A explicação para a necessidade de os pais serem mais artistas e menos cientistas é simples. Cada ser humano, bebê, criança, adolescente, adulto ou idoso, é único. Não há duas impressões digitais iguais, duas vozes idênticas, personalidades replicadas etc. Nenhum ser humano está plenamente representado em uma média ou estudo. O fato de sermos únicos cria um desafio e um prazer na maternidade e na paternidade. O desafio de olhar e perceber o filho como sendo outro, literalmente, e não como uma edição revista e melhorada dos pais. É como o prazer de um artista quando cria uma obra. Ele lança mão da sua imaginação, criatividade e ousadia. Se não fosse assim, não teríamos Michelangelo, Da Vinci, Monet, Chagall, Picasso, Cervantes, Drummond, Bandeira, Beatles, Caetano, Gil e, nessa relação interminável de artistas que nos emocionam com sua criatividade, por que não incluir os cientistas, que, antes de desenvolverem uma tese, ousaram pensar de forma inédita? Mesmo a ciência começa com o simbólico, o imaginado, o fantástico.

Ser mãe e pai é um processo continuado de criação artística, e o resultado é o orgulho ao ver a obra viva, feliz e integrada ao mundo. Diferentemente de Michelangelo que, ao ver o seu Moisés terminado, teria batido com o martelo na escultura e perguntado "por que não falas?". Nossa obra fala (e sente).

Sejamos todos mais ousados, imaginativos e emotivos. Sejamos artistas que exploram as infinitas possibilidades de criação na tela da vida. Os filhotes agradecem. A humanidade também!

* *Entrevista a G. S. Viereck, na reportagem "What life means to Einstein?", publicada na revista americana "Saturday evening post", em 26 de outubro de 1929, e republicada em 1930 no livro "Glimpses of the great", de G. S. Viereck.*

Dia das Mães: suficientemente boa

Em um mundo onde fazer, realizar, agir, bater metas e atingir objetivos se tornou praticamente a única forma de se obter reconhecimento, sucesso e realização, é razoável que tentemos transformar todos os aspectos das nossas vidas em desafios, nos quais essa lógica (de ação e metas) funciona muito bem. Tal lógica é perfeita para uma empresa ou empreendimento, para atividades físicas, para o planejamento de viagens, cursos ou orçamento familiar. Mas a complexidade da vida não se reduz a uma planilha de Excel nem a um ou dois aplicativos que tudo registram, controlam e calculam. Mas, na cultura vigente, é como se fosse possível traduzir a nossa complexidade a uma só linguagem, a da eficiência. Toda vez que tentamos reduzir algo complexo a uma única fórmula, nos comportamos como na história da sapataria que só vende calçados no tamanho 36! Muitos pés caberão nos sapatos vendidos, mas um número grande permanecerá descalço.

Quando falo da complexidade da vida humana, não me refiro a nenhuma teoria de difícil compreensão. Falo do nosso dia a dia. Por que num dia acordamos de bom humor e no outro nem tanto? Por que olhamos para um nascer do sol e temos um sentimento gostoso, difícil de descrever? Por que nos emocionamos ao ouvir uma música (e não outra)? Por que, mesmo com toda a informação disponível, existem fumantes? Por que instalamos um aplicativo para saber onde tem Lei Seca em vez de ir e vir de táxi? Por que sentimos atração por uma pessoa e não por outra? Por que, com tantas publicações, (mídias sociais?), blogs, programas de TV falando de alimentação saudável, aumenta o percentual de pessoas com sobrepeso? Por que há guerras? Claro que um pragmático radical terá uma resposta simples e convincente para todas essas perguntas. Mas não existem respostas únicas, muito menos simples.

Nesse contexto, as mulheres se tornam mães, e a maternidade passa a ser vista como um "empreendimento". A cobrança explícita ou velada é uma só: performar para ser uma mãe maravilhosa (leia-se uma mãe perfeita).

Amamentar deixa de ser um meio, para se tornar um fim. É como uma maratona a ser corrida: amamentar até os 6 meses de idade. E lá vai a mãe, ofegante, atravessando o terceiro mês e a torcida (grupos de mães no WhatsApp) gritando: não para, não! Continua! Só faltam três meses, não vai parar agora, vai? O que deveria ser prazeroso para o bebê e para a mãe virou meta a ser cumprida – em tempo: é óbvio que sou defensor do aleitamento materno exclusivo até os 6 meses; só não sou um fundamentalista que acha que é isso ou nada.

Além de amamentar, a mãe não pode falhar em nada! Ao seu redor, todos os bebês dormem a noite inteira, nunca golfam, choram pouco, e os que já estão comendo comem tudo! A cobrança é total e o desespero, idem. Essa mãe passa o dia correndo atrás de uma meta imaginária e inexistente de perfeição que só a exaure física e emocionalmente.

A exigência da perfeição explica, em parte, a proliferação de cursos sobre tudo que se possa imaginar. Desde o curso geral – como ser uma ótima mãe! – até os mais específicos: como dar banho no bebê, como amamentar, como trocar fraldas, como estimular o seu bebê, como fazer o bebê dormir, o cardápio saudável etc. As pessoas entram em tamanho frenesi que sequer param para pensar como a humanidade chegou até aqui. Foram 70 mil anos de percurso (*homo sapiens* falante) até os dias de hoje. Durante aproximadamente 60 mil anos, fomos caçadores coletores, andando pelo mundo. Só começamos a escrever há uns 12 mil anos, a prensa tem menos de 600 anos, a pediatria uns 300 e o Google, pouco mais de duas décadas. O ponto é que a espécie sabe cuidar da espécie. Esse saber é intrínseco, não dependendo de cursos, pediatras, grupos de WhatsApp etc. Claro que o progresso e a tecnologia tornaram nossas vidas mais seguras e confortáveis. Mas posso garantir que Michelangelo e Einstein não tinham tapetinhos estimuladores nem suas mães lhes deram comida utilizando o método BLW (ou qualquer método).

Em torno de 1950, Donald Winnicott, o pediatra que se tornou psicanalista, cunhou a expressão *good enough mother* (mãe suficientemente boa). O que Winnicott queria dizer é que as mães, ao olharem para seus bebês, são capazes de identificar suas necessidades (no bebê pequeno, a necessidade essencial é viver) e estar lá para atendê-los. Simples assim, ainda que muito cansativo. O segredo, acho eu, está no olhar para o seu bebê e não para o mundo de livros, sites e conselhos que existem. Estes, ainda que possam conter algumas informações úteis e interessantes, sempre falam de um bebê médio, de um bebê estatístico. O bebê individual é único e só conhecido por seus pais. Estes são os verdadeiros especialistas no filho ou na filha.

O olhar a que Winnicott se refere não é apenas o olhar objetivo e, sobre este, o olhar afetivo. É no olhar afetivo que mães e bebês trocam informações que, sem se darem conta, farão com que se entendam, e o bebê possa se desenvolver bem, tanto objetivamente (peso, tamanho, conquistas motoras etc.), como subjetivamente (identidade pessoal, autoestima, capacidade de tolerar frustrações, afeto, agressividade...). O afeto é um sentimento em que a lógica da performance não se aplica. Não se quantifica afeto, não se traduz o afeto em metas e objetivos. O afeto se vive, e esse viver afetivo é fundamental para todos nós, seres humanos.

Se eu pudesse desejar algo para todas as mães, seria que confiassem na sua emoção ao olhar para o seu bebê ou criança, desconfiando de todas as regras e métodos que lhe tentarem empurrar. Que todas possam se sentir excelentes mães por serem apenas suficientemente boas, sem buscarem a perfeição. E, uma vez livres desse peso, deixem fluir o amor que nos torna humanos.

Lista de desejos

Tempos atrás, fiz uma lista de desejos na virada do ano. Talvez tenha desejado demais, mas o fato é que, infelizmente, nenhum deles se realizou.

Dizem que loucura é quando se faz tudo igual, esperando resultados diferentes. Portanto, não vou fazer lista, não vou desejar nada, criar metas, planejar o futuro, gerar expectativas a respeito da desigualdade no mundo, das eleições e da paz na Terra para os homens de boa vontade!

Proponho que se faça a abolição do futuro e consigamos viver no presente. Parece uma obviedade porque, afinal de contas, vivemos no presente. Mas, não raro, adoecemos de futuro. Isto é, os pés estão plantados no presente, mas a cabeça já voa longe, povoada por pensamentos, preocupada a respeito de algo que, supostamente, poderia ocorrer. A vida no futuro é um delírio. Nos permite tanto ganhar na Mega-Sena quanto sofrer por antecipação com pensamentos pessimistas. A vida no presente é o que é. É o que temos de real, concreto. É a matéria-prima com a qual podemos construir nossa felicidade. O presente é o que nos dá os elementos para podermos enfrentar as dificuldades reais e não as imaginadas. É o fio que tece as nossas vidas.

Lidar com presente não é algo com o que estejamos habituados. Nossa cultura, sem crítica, apenas constatação, nos empurra para o amanhã. Há sempre um amanhã, em geral, ameaçador, que nos obriga a viver um presente tenso, preocupado, espartano. A frase "nunca se sabe o dia de amanhã" resume bem esse tom ameaçador. Nunca é dita de forma a que se entenda que amanhã vai ser uma maravilha. É dita como um sinal luminoso, piscando: cuidado, perigo adiante!

Sem nos darmos conta (ou nos dando), a vida no presente vai sendo modelada por um futuro suposto ou imaginado. Talvez (não sou filósofo nem psicanalista), a suposição de um futuro, ainda que ameaçador, nos faça afugentar a única certeza que temos a respeito do futuro: nossa finitude. Pode nos trazer uma certa calma (ou ilusão) pensar num futuro continuado, interminável. Melhor não comer sorvete porque, lá na frente, pode ter diabetes. Melhor fazer exercício para evitar que, lá na frente, esteja entrevado. Melhor trabalhar furiosamente para, lá na frente, poder viver com mais conforto. A lista de sacrifícios no presente, para um futuro melhor, é interminável. Não vou cansar vocês.

É evidente que não me oponho a hábitos saudáveis e atitudes responsáveis. Estou aproveitando o período em que todo mundo se permite alguns devaneios existenciais, para brincar um pouco com a ideia (meu devaneio) de uma resistência organizada contra a tirania do futuro. Afinal de contas, a vida não é binária. Ou nos submetemos à tirania do futuro, ou sucumbimos na esbórnia total. A vida é complexa, multifacetada, dinâmica, variável e, acima de tudo, imprevisível. Exatamente por ser imprevisível, devemos dar um pouco mais de atenção ao presente.

Sequer estou sendo original nessa sugestão. Horácio, poeta romano, escreveu há mais de dois mil anos uma frase que "viralizou" e ficou conhecida por duas palavras: *CARPE DIEM*, que quer dizer aproveite o dia. O trecho mais completo seria: "Aproveite o dia de hoje e confie o mínimo possível no amanhã". Vários autores e pensadores se manifestaram a respeito do viver no presente. Cito mais dois só para ilustrar o que estou dizendo. Albert Camus, escritor francês, Prêmio Nobel de Literatura: "A verdadeira generosidade para com o futuro consiste em dar tudo ao presente". Mas o meu preferido é o famoso filósofo Kung-Fu Panda: "O passado é história, o futuro é mistério, o agora é uma dádiva e, por isso, se chama presente".

E, assim, chegamos ao final deste texto com uma contradição ou paradoxo (o que garante não ter sido escrito por um robô). Disse que não tinha lista de desejos, mas tenho um grande: que todos possam, em suas vidas, viver um pouco mais intensamente o presente.

Viver o presente significa que o ser precede o ter. O existir se superpõe ao produzir. O sentir não fica inibido ou tolhido pela razão. Viver o presente significa esvaziar a cabeça de pensamentos do futuro, respirar fundo, apreciar o que nos cerca e dar vazão ao que nos une, o afeto.

Feliz hoje, todos os dias!

Segurança:
a eterna vigilância

Os que me conhecem sabem o quão pouco sou afeito a regras. Pelo contrário, sou um pediatra que briga contra as regras que medicalizam a vida ou transformam todo o cuidar dos filhos em uma questão de saúde. Mas há um tema ou assunto com o qual mantenho uma relação que beira o transtorno obsessivo compulsivo: a segurança das crianças.

Explico a razão do meu TOC com segurança. Uma das formas de tomarmos decisões é a de anteciparmos as diversas consequências e nos perguntarmos se estamos em condições de lidar com as que podem ocorrer diante do pior cenário possível. O que pode acontecer se um bebê de 6 meses provar o sorvete que a mãe está tomando? Desde nada (melhor cenário) até vômito ou diarreia (pior cenário). O pior cenário, neste caso, é algo que os pais, eventualmente, seriam capazes de enfrentar tranquilamente. No caso de acidentes, o pior cenário pode ser algo insuportável para o resto da vida dos pais. Portanto, na minha visão (que não é a verdade, mas apenas minha), acidentes possuem um potencial de um pior cenário insuportável, muito grande. Daí minha insistência no tema.

Os pais que me conhecem sabem que eu repito as duas frases que sempre ouço quando um acidente doméstico ocorre: "Eu nunca imaginei que..." e "Foi em um segundo!".

De fato, não nos damos conta de que os bebês e as crianças são seres em constante e rápida evolução. A cada dia, hora ou minuto, amadurecem circuitos neuromotores conquistando habilidades e aptidões que, no momento anterior, não tinham. Por exemplo, um dia, sem aviso-prévio, sem data e hora marcada, rolam. Quando isso acontece no berço ou no chão, os pais vibram de alegria. Mas, quando acontece na hora da troca de fraldas e a mãe se virou para pegar a pomada, o risco de um bebê cair é enorme. E, se cair, uma vez passado o susto, a mãe dirá as duas frases acima: "Eu nunca imaginei que iria virar (nunca tinha virado antes!)" e "Aconteceu em um segundo, eu só me virei para pegar a pomada!".

O aprendizado é que devemos pensar o inimaginável quando se trata de segurança. É difícil pensar e ficarmos atento ao fato de que uma nova aptidão ou competência motora pode produzir um acidente. Ficar em pé no berço, se debruçar e cair. Puxar um fio de lâmpada. Subir e/ou arrastar cadeiras. Escalar armários. Abrir armários e embalagens. A lista é imensa porque a capacidade criativa das crianças é ilimitada e sua curiosidade exploratória, gigantesca. Na medida em que a criança ganha mais mobilidade, engatinhando ou andando, o universo de possibilidades de "aventuras" é inesgotável.

A solução? A primeira coisa é prevenir. Prevenir imaginando o impensável e agindo assim que pensar. Pensou que pode pegar material de limpeza no armário? Mude de lugar na hora. Não adie. Pensou que poderá ficar de pé no berço? Abaixe o berço na hora, não adie. A segunda, dá o título deste texto: eterna vigilância! Criar reflexos nos nossos cérebros. Não deixar uma criança no banho um segundo para atender o telefone. Não sair para fechar uma torneira do tanque ou se virar para tirar algo do micro-ondas, com panelas no fogo. Não ir até a porta um minuto receber uma encomenda, deixando a criança desacompanhada.

Para ajudar a criarmos esse reflexo, é precioso pensar, todos os dias, que nossos filhos vão aprender algo novo hoje. Não sabemos o que é nem a que horas isso vai acontecer. As crianças não nos avisam: amanhã, vou começar a engatinhar; terça, às 10h, vou andar! Mas vai acontecer e é desejável que ocorra. Só precisamos prevenir que não ocorra em lugar ou situação que traga risco para a criança.

Além das situações mais domiciliares, há os cuidados que devemos oferecer aos nossos filhos em termos de equipamentos de proteção: cadeirinha do carro, capacete sempre que andar de bicicleta (mesmo bebê, e o adulto também usando), capacete, joelheira e cotoveleira para praticar skate, colete salva-vidas quando andar de barco etc.

Um capítulo da segurança importante é o da prevenção da asfixia por alimentos. Evitar alimentos duros e pequenos (amendoins, pipocas, balas etc.) para crianças que ainda não tenham a dentição completa e estejam absolutamente confortáveis com a mastigação. Mesmo para estas, não dar alimentos em veículos em movimento. Evitar jogar o alimento na boca da criança ou até mesmo os pais comerem (amendoins) jogando para o alto e pegando na boca. A criança vai imitar o adulto, com risco de se engasgar.

Ainda no capítulo da asfixia, devemos ter cuidado com brinquedos, pequenas peças, tampas de caneta (aquela tampinha de trás da esferográfica). Devemos puxar os olhos das bonecas, os botões dos pijamas dos ursos, para testar se estão firmes. Lembrem-se de imaginar o inimaginável ("eu nunca imaginei que aquela tampa pudesse sair!").

Este é um texto curto de um assunto sério. O que citei são meros exemplos. O importante é o conceito de que segurança exige nossa eterna vigilância. Talvez seja o único assunto em que me verão escrever (e falar) de forma enérgica, rígida, quase autoritária. Estou convencido de que o pior cenário em acidentes é insuportável para qualquer mãe e pai. Valem todos os cuidados para não passarmos por isso.

Aula prática de como ler o manual da criança

Nada é mais importante do que os pais lerem o manual que acompanha cada filho. Cada manual é pessoal e intransferível e, para complicar um pouco a tarefa, dinâmico. Quando os pais acham que entenderam tudo, os filhos mudam as instruções. Compartilho uma aula prática de como ler o manual da criança. Os nomes são fictícios, mas a história é real. Os pais me autorizaram a reproduzir a vivência deles que, certamente, poderá inspirar outros pais.

Silvia e Pedro são pais da Alice, amorosos, cuidadosos, preocupados com o seu bom desenvolvimento. Ela é uma linda menina de 2 anos, esperta, alegre, um pouco bagunceira para o gosto dos pais. Não é de fazer muita pirraça, não mais do que as crianças de sua idade. No entanto, andar na cadeirinha do carro era uma tortura para Alice. Ela ia toda animada para o carro, mas, ao ser colocada na cadeira, urrava, esperneava e não havia nada que a distraísse ou a convencesse de que estava tudo bem. Os pais chegaram a imaginar que pudesse haver algum defeito na cadeira ou um parafuso mais alto que justificasse tal reação. Mas a cadeira estava perfeita.

Passear ou visitar familiares e amigos se tornou um pesadelo. Diante dessa situação, os pais recorreram ao manual da Alice e à sua criatividade. Decidiram, inicialmente, tentar entender o que estava acontecendo. Ficou claro que, entender com a Alice dentro do carro, seria impossível. Assim, resolveram tirar a cadeirinha do carro e deixar na sala, sem dar muita atenção para aquele novo "móvel".

Quatro dias após a cadeirinha estar na sala, Silvia me enviou a seguinte mensagem: "Alice agora há pouco pediu para sentar na cadeirinha (que ela já vê na sala desde segunda pela manhã). Depois, pediu para que eu me sentasse ao lado dela, e sentei. Ela ficou um pouco, saiu e pediu que eu me sentasse na cadeirinha. Eu sentei e logo ela pediu para eu sair. Depois, pediu água e foi para a cozinha (encerrando o assunto)". Meu comentário foi o de achar a história uma delícia. Ao que a Silvia me respondeu que também tinham achado e que estavam na torcida.

Tempos depois, recebi um e-mail da Silvia, que transcrevo a seguir:

Após quase um mês com a cadeirinha em casa, achamos que era hora de colocá-la no carro. Alice já estava à vontade com ela na sala de casa (assistia à TV sentada nela, fazia desenhos, brincava etc.). Então, uma semana atrás, pedi a "ajuda" da Alice para colocar a cadeirinha no carro. Ela me "ajudou" a carregá-la e a colocá-la no assento do carro. Sentou nela a pedido e emendou: "Quero ir para Niterói". Eu respondi que para passear de carro faltava colocar o cinto. Daí o tempo fechou, ela ficou inquieta, disse que não queria ir para Niterói, não queria o cinto e queria voltar para casa.

Eu disse que tudo bem: "Hoje você não precisa, vamos para casa". Meia hora depois, em casa, já em outra atividade, ela me diz: "Mamãe, não quero cinto".

Alguns dias depois encontramos a madrinha dela e o marido e eles, sabendo do problema, resolveram fazer uma brincadeira: tudo que fizéssemos de bacana, colocávamos um cinto imaginário antes, porque aí ficava "melhor". Vamos comer um doce? Então vamos botar o "cinto" antes... e assim por diante. Hoje decidimos que seria um bom dia para tentarmos um passeio curto de carro, todos bem-humorados, calmos, o dia bonito etc. Não mencionamos a cadeirinha nem o cinto, mas, antes de sairmos, Pedro mostrou a ela um desenho animado para crianças, bem bonitinho, sobre a importância do uso do cinto, que ele pesquisou no YouTube. Como só tinha em inglês, ele ficou fazendo a tradução simultânea. Ela assistiu com atenção e quis ver várias vezes a cena que mostra o que acontece com quem não usa o cinto (é uma cena bem leve).

Bom, fomos para o carro e ela se sentou sem problemas mais uma vez. Falamos firme e de forma gentil com ela: agora vamos botar o cinto. Ela começou a se agitar, e eu falei que conseguia soltar o cinto quando ela quisesse. Ela ficou puxando o cinto para frente e me ofereci para segurar o cinto, desprendendo do peito dela. Conseguimos distraí-la e assim ela foi no percurso de ida: o cinto preso e eu segurando-o afastado do peito dela.

Na volta, surpresa: apesar dos protestos (fracos), fechamos o cinto e ela o deixou na posição correta. Distraiu-se com desenho animado e, de vez em quando, resmungava que não queria o cinto, mas estava relaxada.

Enfim, por ora – e perto de como ela já esteve –, foi um sucesso estrondoso!!!

Eu fiz um relato longo porque os detalhes podem servir de ideia para outras situações semelhantes. Afinal, não sabemos exatamente o que deu resultado (ou se foi um somatório).

Um abraço e obrigada,

Silvia

Podemos perceber um somatório de ações de Silvia e Pedro que contribuiu para que a Alice perdesse o pânico de se sentar na cadeirinha. Entre as ações, destaco:

• O respeito dos pais a uma resistência da Alice. Ao não medir forças com ela, Silvia e Pedro se colocaram em uma posição de não confronto. Quando há um confronto, haverá um vencedor e um vencido. Na posição de não confronto, pode surgir uma solução. O não confronto corresponde a ler o manual da Alice. Ler o manual do Google, do livro, do curso de pais, das avós ou do pediatra pode dar a falsa sensação de que há uma verdade e esta deve "triunfar".

• O envolvimento da Alice na solução. A partir da posição de não confronto, Silvia e Pedro permitiram que ela fosse dando as cartas, mostrando o caminho. Se aproximou da cadeirinha na sala com certo cuidado. Testou, retestou até sentir conforto para sentar, desenhar e brincar com e na cadeirinha.

• Criatividade. Na ausência de uma solução pronta, foram criativos ao tirarem a cadeirinha do carro e "esquecê-la" na sala. O movimento racional, lógico, poderia ter sido: tentar convencer Alice de que não havia nada de errado com a cadeirinha ou forçá-la a se sentar e deixar que chorasse "até que se acostumasse". Uma cadeirinha de carro é para ficar no carro. Só com alguma criatividade se leva para a sala de casa.

- Paciência. O resultado só apareceu quase um mês depois de iniciado o processo. O tempo que as coisas levam para acontecer é o tempo que leva! Uma obviedade que, em tempos do instantâneo, do rápido, do agora, nem sempre nos lembramos. Respeitar esse tempo, sem atropelar o processo, é muito importante.

- A firmeza e/ou energia, a partir do momento em que perceberam que já era possível ou necessária essa atitude. Alice sinalizou que estava pronta, mas, na hora H, "amarelou". Neste momento, o ato de amor foi o de "empurrar" a Alice. Em inglês, existe uma palavra que define esse empurrão: *nudge*. É o que a mãe do elefante faz com a sua tromba para dirigir a cria. Amor não é só acolhimento, aceitação e tolerância ilimitada. Amor é também saber usar a autoridade e a energia na hora certa. Alice precisava desse *nudge*.

- E, talvez, o mais importante: a ausência de regras pré-fabricadas. Os pais foram construindo a solução, dia a dia, sem estarem presos a esquemas pré-concebidos.

Obrigado a Silvia, Pedro e Alice (eles sabem quem são!) por me permitirem compartilhar essa história.

Estou certo de que poderá inspirar os pais, diante de uma situação inusitada, a buscarem no manual dos filhos uma solução criativa, envolvendo-os com a necessária paciência e com a energia adequada, para usarem no momento certo.

Parabéns aos três!

Crianças na cozinha?

A resposta é: sim, é possível, desde que acompanhada por um adulto atento, supervisionando. A criança na cozinha é um dos caminhos para uma alimentação saudável. O envolvimento dela, de forma divertida, nas diversas etapas do preparo de alimentos (da escolha e compra ao preparo e, finalmente, à degustação) pode contribuir para superar resistências e desenvolver curiosidade por novos sabores. Afinal de contas, o paladar é um hábito adquirido. Ninguém nasce gostando de cerveja ou cogumelos, por exemplo. No entanto, também é verdade que uma alimentação saudável dá mais trabalho e, eventualmente, custa um pouco mais caro. Mas o que está em jogo é a saúde, a longo prazo, dos nossos filhos. O sobrepeso e a obesidade infantil já se constituem em problema de saúde coletivo, no nosso país e no mundo. A questão do sobrepeso e da obesidade não é estética e sim de qualidade de vida.

O risco de doenças como hipertensão (pressão alta), diabetes (açúcar no sangue), infarto agudo, acidente vascular cerebral (derrame), alguns tipos de câncer, problemas osteoarticulares como artrites e artroses, é muito maior nas pessoas com sobrepeso ou obesidade. A única prevenção possível é o desenvolvimento de hábitos saudáveis, a partir da infância.

Um desses hábitos é o da alimentação saudável. Não significa radicalismo ou fundamentalismo alimentar, mas apenas saber que certos alimentos fazem melhor do que outros. Ou, ainda, que certos alimentos fazem mal. De um modo muito simplista, alimentos processados, isto é, os que são produzidos pela indústria e chegam até nós em embalagens sedutoras e rótulos difíceis de entendermos, são menos saudáveis do que os preparados em casa. Dito de outra forma, um prato de comida feito em casa é mais saudável do que preparar ou comer diretamente o que a indústria produziu e colocou em embalagem atraente. A questão é que alimentos industrializados são mais práticos, rápidos e, muitas vezes, mais baratos do que fazermos comida em casa. Mas a pergunta é: quanto vale a saúde dos nossos filhos? A alimentação, junto com outros hábitos saudáveis (sono, atividade física) funciona como uma "vacina" de longo prazo, prevenindo ou reduzindo a incidência de certas doenças.

Algumas escolas já iniciaram um movimento para ajudar as famílias a desenvolverem hábitos alimentares saudáveis, incluindo no currículo atividades lúdicas de culinária, cantinas com rotulagem de fácil entendimento dos alunos e um conteúdo pedagógico transversal que contemple os diversos aspectos da alimentação, incluindo o prazer de comer, a alegria de comer junto com outras pessoas, fugindo de um aspecto meramente nutricional para uma abordagem mais biopsicossocial do comer.

No Rio de Janeiro, as nutricionistas Renata Araujo e Cynthia Howlett desenvolveram o projeto Alimentação Consciente para escolas. "Comer é prazer, é necessidade, é partilha, é afeto. Mas também é um ato político! Desejamos que as crianças sejam mais saudáveis. Que comam mais alface e menos miojo! Mais frutas e menos biscoito! Desejamos conter o aumento desenfreado da obesidade e, para isso, solicitamos que as crianças façam suas escolhas alimentares baseadas em preceitos nutricionalmente balanceados. Mas nos perguntamos: será que estamos preparando-as para fazerem suas escolhas conscientes?". Esse é o enfoque do projeto liderado por essas duas nutricionistas em conjunto com os pais e escolas.

Renata e Cynthia sugerem, sempre que possível, que a criança seja envolvida em todo o processo, começando pela compra dos ingredientes, passando pelo preparo e, finalmente, pela degustação. Quando ela é envolvida na elaboração da comida, seu interesse e curiosidade pelos alimentos aumentam. Ela se sente (e é) autora daquela comida que passa a ser dela e não algo completamente imposto por algum adulto.

A importância de limites

Por onde se leia ou ouça algo a respeito de crianças, vai surgir a afirmação de que limites são importantes. Porém, repetimos isso sem realmente pararmos para pensar no que possa significar e qual a razão em se dizer que limites são importantes. De forma mais prática, vou tentar responder à questão. Para quem me conhece e sabe da brincadeira que faço a respeito de escrever um livro com um número na capa (As 7 regras da alimentação infantil; As 11 lições do Himalaia para a felicidade das crianças; As 9 formas de colocar o seu bebê para dormir; Domine as 3 técnicas infalíveis para amamentar etc.), esta crônica quase se chamou "As 5 razões pelas quais limites são importantes" Vamos a elas:

1 - Limites oferecem segurança e previnem acidentes.

– Não pode ficar na janela
– Sai de perto do fogão
– Tira a mão da tomada
– Solta a faca agora
– Coloca o capacete ou não vai andar de bicicleta
– Segura com as duas mãos

– Desce daí, já!
– Coloca a boia

A lista de "comandos" poderia continuar. Mas me parece que são autoexplicativos de como limites são importantes para garantir a segurança e prevenir acidentes. Este é um tipo de limite que os pais não têm dificuldade em impor sem negociação ou, dependendo da situação, uma conversa explicativa. A urgência impõe que o limite seja dado de forma enérgica, sem rodeios e, óbvio, sem culpa. Voltarei a essa situação quando falar de outros limites.

2 - Limites promovem saúde.
– Coma um pouco dos legumes
– Hoje a sobremesa é fruta
– Não coma mais biscoitos
– Escovou os dentes?
– Vamos passar o protetor solar
– Coloca o chapéu
– Está na hora de dormir
– Chega de brincar com o celular
– Dói um pouco, mas precisa tomar (*vacina*)

Novamente, a lista poderia ser mais longa e fica claro que os limites descritos acima têm relação com a saúde. Seja para produzir um benefício imediato, seja para prevenir doenças no longo prazo. Estes limites, diferentemente daqueles relacionados com a segurança da criança, nem sempre são implementados da mesma forma. Claro que nas questões de segurança não há negociação e nas de saúde pode (e deve) haver uma conversa, explicação etc. Mas o objetivo do texto é dar aos pais uma explicação de por que limites são importantes. Neste tópico, mostrei que limites têm ou podem ter impacto direto na saúde dos filhos. A pergunta então seria: se você pudesse fazer algo para tentar evitar que seu filho ou filha infartasse ou tivesse um derrame aos 50 anos, você faria? Se a resposta for sim, já entendeu por que limites relacionados à saúde são importantes e merecem o trabalho que dá para implantá-los.

3 - Limites contribuem para desenvolver uma personalidade ajustada.

– Levanta do chão, assim você não vai conseguir nada
– Estou aqui perto, pode ir dormir
– Chorando eu não te entendo, fala sem chorar
– Não vou dar na sua boca, você já sabe comer
– É o que temos em casa
– Senta para fazer o dever de casa
– Não vai jantar no quarto vendo TV, vem pra mesa com seus pais

Crianças são economistas ortodoxos intuitivos. Tendem a buscar otimizar os benefícios, minimizando os custos. Como o seu horizonte de tempo é o presente, sua lógica é a do benefício e custo instantâneos. Não há consequência futura, nunca. "Depois" é uma palavra sem o menor sentido para uma criança. Diga para ela comer um doce depois ou guardar o brinquedo para depois. Cabe a nós, adultos, modular esse imediatismo via limites. É através dos limites que vamos oferecer aos nossos filhos a oportunidade de se defrontarem e resolverem a frustração que estes geram. Se não houver o limite, não haverá a frustração e, sem esta, é impossível que uma criança desenvolva os meios de se autoconsolar e desenvolver os mecanismos que a permitirão conviver com as limitações que o dia a dia nos impõe, sem permanecer em um estado de irritação ou agressividade permanente. Nesse sentido, limites contribuem para o desenvolvimento de uma personalidade ajustada.

4 - Limites promovem a cidadania.

– Não joga o lixo na rua, jogue na lixeira
– Não pode morder seus pais ou coleguinhas
– Não pode pegar a borracha do colega
– Se pegar esse biscoito, temos que pagar
- O caixa deu mais troco do que devia, vai lá e devolve
– Espera o sinal verde para atravessar a rua
– Agradece o presente que recebeu
– A fila começa aqui, temos que esperar
– Se apresse, temos hora e não podemos atrasar

Viver a coletividade de forma cidadã nos impõe limites. São as regras do convívio social, incluindo as leis. Não podemos fazer o que quisermos, quando quisermos, do jeito que acharmos melhor. Em geral, sabemos reclamar quando alguém tem uma atitude menos respeitosa com os demais (furar uma fila, jogar lixo no chão, estacionar em fila dupla, andar pelo acostamento com engarrafamento etc.), mas costumamos ser tolerantes quando "precisamos" fazer uma dessas coisas. Não raro, afirmamos que o Brasil ou os brasileiros são assim mesmo, num misto de desolação pela realidade geral e justificativa para o comportamento individual. Mas, se de algum modo desejamos que nossos filhos vivam em um país diferente, é preciso que eles aprendam a ser diferentes, e isso se consegue, em parte, com limites e, muito, com exemplos. Temos aqui mais uma razão ou motivo pelo qual limites são importantes e necessários.

5 - Impor limite é um ato de amor.

Se eu fosse realmente ousado ou corajoso, este texto teria apenas a frase acima. Mas, em um mundo onde precisamos de evidências tangíveis, achei melhor descrever as quatro razões objetivas, antes de chegar a esta quinta.

Ao receber limites, a criança habitualmente reage de forma enérgica. O limite é um obstáculo real à realização de um desejo ou vontade e, nesse sentido, a reação da criança faz sentido. Cabe aos pais não se deixarem sensibilizar ou, pior, se culpar por essa reação. Aqui, volto com os exemplos dos limites que garantem a segurança dos nossos filhos. Alguém se sentirá culpado por puxar uma criança sentada na janela do oitavo andar que começa a chorar e dizer "mas eu quero sentar lá, você é feia"? A criança poderá fazer o escândalo que quiser, dizer as atrocidades que desejar que os pais permanecerão absolutamente tranquilos e seguros com a decisão tomada e a ação enérgica que empreenderam.

Guardadas as devidas proporções e adaptando as demais situações, os pais nunca deveriam se sentir culpados por impor limites cujo objetivo é o bem-estar da criança, seja imediato (segurança), seja futuro (saúde, ajuste emocional e cidadania). Se o objetivo é o bem, esses limites, esses "nãos", são um ato de amor. Para nós, entender um "não" como um ato de amor nem sempre é fácil. Por isso eu uso a comparação (exagerada) com a criança sentada na janela do oitavo andar, balançando as perninhas para fora. Assim, para que se consiga impor limites aos filhos, é importante compreender que há razão (buscar alguma forma de bem) e emoção (amor) envolvidas. Uma vez plenamente embebidos desses dois vetores que justificam os limites impostos, os pais poderão enfrentar, com mais tranquilidade, a reação que sempre vai ocorrer, até a adolescência (fase em que limites são fundamentais, pelos motivos expostos acima, de forma ainda mais dramática no que diz respeito à segurança e à saúde).

Mas, além dessa reação contrária, enérgica, crianças e adolescentes adoram limites. Adoram? Sim, adoram! Explico. Além dos objetivos lógicos pelos quais impomos limites (tópicos acima), estes (limites) dão à criança e ao adolescente a certeza (inconsciente) de que alguém cuida, se preocupa, olha, tem cuidado com eles. O limite é como um abraço amoroso bem apertado. Ao mesmo tempo que estamos contidos fisicamente pelo abraço, nos sentimos envolvidos por afeto, e a sensação é prazerosa. O limite funciona como esse abraço, em um nível que as crianças não acessam, mas sentem. Se tem alguém que vai colocar limites, posso explorar o mundo sem medo porque, se houver alguma ameaça, o limite vai surgir. Essa frase, seria o inconsciente dos nossos filhos falando, se pudéssemos ouvi-lo. Por isso que, curiosamente, crianças que reagem de forma exagerada aos limites podem estar pedindo mais. Sentem que o abraço está frouxo e, sem saber direito de onde vem aquele mal-estar, se queixam do (pouco) limite como se fosse muito. Claro que isso não é uma regra, muito menos uma receita de bolo, mas uma sugestão de reflexão para os pais.

Finalmente, uma recomendação e uma exceção. A recomendação é que escolham os "nãos" relevantes. Se tudo for não, ou se banaliza o limite e ele perde a função, ou se massacra a criança, inibindo sua criatividade e, em vez de reforçar sua autoestima, acaba-se por reduzi-la.

A exceção são os bebês pequenos. Para estes, nem pensar em impor limites. Eles precisam, para o seu pleno desenvolvimento físico e psíquico, que nos primeiros meses de vida seus "desejos" sejam acolhidos.

Bebês devem mamar quando quiserem, dormir quando conseguirem, ser pegos no colo o tempo que isso lhes der calma e prazer. Sem limites. Depois, a história muda e os pais de bebês pequenos que leram até aqui podem reler quando seus filhos estiverem um pouco maiores, independentemente da idade, do recém-nascido ao adolescente – diria até filhos adultos e casados. Mudam as razões pelas quais fazemos isso ou aquilo para e com nossos filhos. O que nunca muda é o afeto, o amor.

Por que mulheres nos assustam?

Escolhi começar por uma pergunta provocadora que, provavelmente, vai gerar um certo olhar crítico, um levantar de sobrancelhas e uma cara de desdém por parte dos meus pares masculinos. Para estes, começo por dizer que não sou filósofo, psicanalista, sociólogo ou antropólogo. Sou apenas um pediatra escrevendo sobre um assunto que me diz respeito na medida em que cuidamos da saúde das crianças visando também a sua vida adulta. E me alinho com aqueles que consideram uma vida saudável não apenas a ausência de doença, mas a capacidade de se relacionar, interagir, respeitar diferenças, defender a liberdade e a dignidade humana. Uma sociedade saudável, essa que aparentemente todos nós desejamos, não acontece por um pensamento mágico: é construída a partir de indivíduos que se comprometam com determinados valores como os que acabei de citar.

Para começar, quem disse que mulheres nos assustam? Ninguém disse, mas penso que, se um ser humano como eu é tratado de forma violenta, agredido, assassinado, de um modo tão intensivo quanto as mulheres o são, deve haver algum sentimento muito forte que motive essa atitude bárbara. Se uma pessoa como eu, fazendo o mesmo trabalho que eu, recebe menos do que eu, deve haver alguma percepção de desvalor que justifique a desigualdade. Se a minha sexualidade pode ser explícita, minhas conquistas amorosas expostas com orgulho, minha roupa ser a que eu escolher, enquanto se exige da mulher, recato, pudor, passividade e constrangimento com o erótico, deve haver alguma grande ameaça que explique esse comportamento.

Eu poderia continuar com outros exemplos de como a mulher é desrespeitada, discriminada, desvalorizada. Basta olhar em volta para vermos, em toda parte, uma sociedade organizada em torno do homem, apesar de hoje, mais da metade dos domicílios brasileiros terem uma mulher como "chefe de família". Só para brincar com ideias, imagine um diretor de empresa que, às 16h, pede desculpas por não poder participar da reunião porque tem que buscar seus filhos na escola. Muito provavelmente, será percebido como um pai participativo, amoroso, atuante. Agora, imaginemos a diretora que faz o mesmo. Muito provavelmente, será vista como pouco comprometida com o trabalho (e nós, homens, na discrição da fofoca, diremos: "É o que dá colocar uma mulher na diretoria!").

Mas que sentimento é esse que nos faz tratar uma mulher dessa forma? Claro que não é um só. Nunca é. Quero pensar a respeito de um que, salvo melhor juízo, aparece de forma disfarçada sob nomes mais "técnicos": preconceito, machismo etc. Quero sugerir que nós, homens, temos medo das mulheres. O medo explicaria muito desse nosso comportamento. Medo de um ser mais frágil, menor do que nós? Que medo é esse?

Temos medo do que na mulher é muito mais forte do que em nós. E não são poucas coisas. Vamos começar pelo começo. O começo é a gravidez. É onde tudo e todos nós começamos. Quem tem essa capacidade, competência e sabedoria é a mulher. A força de levar a vida adiante. Temos nossa contribuição, é óbvio. Mas, uma vez que a vida se instalou, só a mulher tem a capacidade de levá-la adiante, até o momento em que essa criança esteja pronta a nos ser apresentada. Portanto, não só a mulher sustenta e suporta a nova vida, como a conhece muito antes de nós. A conhece em um nível que nós homens nem somos capazes de imaginar. Temos medo dessa força enorme. E mais: toda gravidez, em tese, nos coloca diante da insegurança da infidelidade. Nós, os conquistadores gabolas, os sedutores irresistíveis, podemos não ser o pai daquela criança. Mas ela, mulher, tem a certeza de que é a mãe (ainda que ela mesma não tenha de quem seja o pai). Certeza absoluta versus insegurança relativa, quem detém a força? Quem fica com medo?

Não satisfeita em assegurar que o bebê se desenvolva, a mulher, num ato de injustiça complementar da natureza, produz leite. Se ao menos ela ficasse grávida e nós produzíssemos o leite, ainda daria para equilibrar um pouco a história. Mas não. Ela fica grávida e amamenta. Tudo ela! E tudo para o bebê, nada para mim. Nunca vou confessar isso em público, mas olha o medo de perder a minha mulher se instalando em mim. Ser pai vai incluir reconquistar essa mulher, separando-a do bebê, deixando claro que essa mulher é minha. Pais que fazem isso entendem o que é a paternidade e aliviam seus filhos de um sentimento de disputa. Mas, até para se fazer esse gesto fundamental de interditar o filho à sua mãe, dá medo. Muitos não o fazem, e as consequências para todos – mas principalmente para os filhos – podem ser terríveis.

Vamos dar um pulo no tempo, até a adolescência. Lá estamos nós, meninos e meninas, com uma overdose de hormônios. Sexo passa a ser algo interessante, misterioso, desconhecido, mas muito desejado. Ouvimos histórias dos mais velhos, todos "pescadores" contando lorotas. Lorotas que estabelecem um nível de excelência e performance que somente atletas sexuais olímpicos atingem. E lá estamos nós, diante da mulher. Se ela toma a iniciativa, ouso dizer que, na adolescência, sairíamos correndo. Se ela não toma, que seja dócil e passiva, porque eu já estou assustado demais comigo mesmo. O medo do "fiasco" me obriga a desqualificar minha cúmplice.

Crescemos, a adolescência ficou para trás. Com ela, o medo. Certo? Errado! Millôr Fernandes dizia que a mulher tem uma enorme vantagem sobre o homem: "Pode animar no meio". Nós temos que "largar animados". Nesse cenário, quem tem mais medo?

Mudemos de prosa, uma vez mais. A mulher pensa diferente de nós. Ela é "complicada" demais. Mulher pensa diferente de nós porque usa mais recursos do que nós. Somos fortes e lógicos. Uma combinação que nos impede de pedir instruções, nem quando perdidos em uma estrada em país estrangeiro. Mulheres podem ser lógicas, como podem não o ser. Mulheres podem ser intuitivas, irracionais, ouvindo outros recantos da cabeça e do corpo. Ora, se a minha caixa de ferramentas só tem um martelo e a da mulher, uma coleção completa, quem tem mais "força" para resolver problemas? Força assusta, mete medo.

E, para concluir, se com toda essa força, a mulher ainda é capaz de se aninhar no nosso colo e dizer: me abraça com vontade porque eu adoro quando você faz isso, demonstrando uma aparente fragilidade que apenas reflete o entendimento que elas têm de nós (eles precisam se sentir os protetores!), não nos resta outra coisa a não ser ter muito medo.

Ou então abrir mão desse lugar tão árido onde nos colocamos e passar a olhar a mulher com a admiração, o respeito e a consideração que ela, legitimamente, merece. Não é um favor ou concessão que faremos. É o reconhecimento pleno dessa beleza diferente da nossa (sim, temos a nossa!) e que não precisamos sufocar, excluir porque não é uma ameaça, mas uma solução para a vida.

E o pediatra? O pediatra dirá que, para termos uma sociedade saudável, é preciso cuidar para que nossos meninos não herdem o que herdamos (nem nossas meninas). É preciso construir uma imagem da mulher que seja mais real e verdadeira do que essa que nos assusta e nos faz dizer e agir de forma bárbara. É preciso que libertemos nossos filhos e filhas de paradigmas falsos, dando-lhes a chance de uma vida mais harmônica e amorosa. Uma vida que as mulheres sabem nos ensinar. Basta querer aprender.

Este texto é dedicado a Carolina, filha, hoje mulher adulta, que muito me ensinou e ensina. Que ela persevere na sua busca por uma sociedade mais respeitosa e acolhedora para as mulheres.

Feliz Páscoa todos os dias!

O mundo cristão celebra a sua Páscoa e, na mesma época, o mundo judaico celebra o seu Pessach. É uma festa alegre para ambas as religiões porque evoca a renovação e a libertação. Portanto, o simbolismo da Páscoa, mesmo para as pessoas que não professam nenhuma fé religiosa, é bonito e nos toca diretamente. Nos toca porque fala de uma esperança, não aquela mágica ou milagrosa, mas uma que podemos incorporar ao nosso cotidiano. Todos nós podemos almejar e agir no sentido de vermos nossas vidas renovadas. Talvez um dos nossos equívocos seja o de só fazer o registro do grande evento, aquele surpreendente, sem notar os pequenos – porém, significativos – acontecimentos do nosso dia a dia.

Assim, a renovação só seria percebida quando uma Mega-Sena batesse à nossa porta, mudando radicalmente nossas vidas. Mas a pergunta que fica no ar, com a celebração das páscoas (cristã e judaica), é: não há uma renovação possível no nosso cotidiano? Uma que não seja espetacular, feérica, retumbante, mas que simplesmente aconteça, pequena e discreta? Do mesmo modo, nos queixamos de rotinas que mais parecem nos escravizar e, novamente, as páscoas nos provocam a buscar, não uma fuga do Egito com o mar se abrindo (isso, sim, seria algo realmente espetacular!), mas uma libertação cotidiana. Tanto a renovação e a libertação de que fala o simbolismo das páscoas depende mais de nós do que de uma intervenção externa, maior, divina.

Como então fazer acontecer essa renovação e libertação cotidiana? Se eu soubesse a resposta, já teria escrito um best-seller de autoajuda e estaria milionário. Como não tenho respostas, me propus, a olhar para minha inspiração profissional e grande prazer da vida: a criança. Estou convencido de que nós, adultos, perdemos oportunidades incríveis por não olharmos para as crianças como mentoras, tutoras, mestras na arte do viver de forma renovada e livre.

Claro que temos nossas responsabilidades como educadores, apresentadores do mundo, introdutores dos limites necessários ao bom desenvolvimento de nossos filhos. Mas, neste texto, apenas como exercício lúdico, como uma brincadeira de Páscoa, vamos olhar para nossos filhos como professores de vida. O que podemos aprender com eles? Sem ser por ordem de prioridade, proponho algumas coisas que poderíamos aprender (ou rememorarmos) com as crianças.

1 - Tempo

Em um mundo veloz, eletronicamente conectado, instantâneo, tempo é um bem que se torna escasso. Falta tempo, sempre. Mais tempo é um sonho de muitos. Tempo é dinheiro e este se tornou medida de eficiência. Se você é bom no que faz, isso se reflete no quanto você ganha. Os versos de Fernando Pessoa se tornam uma realidade (cruel?). Navegadores antigos tinham uma frase gloriosa: "Navegar é preciso; viver não é preciso".

Crianças não precisam navegar (com precisão, exatidão), só viver. Viver para o prazer das descobertas, do afeto, do jogo. Crianças não precisam chegar ao cais, bater metas, cumprir objetivos. Crianças vivem e ponto.

Não sou ingênuo a ponto de propor que deixemos de lado nossas obrigações e compromissos. Apenas sugiro que, como movimento de renovação e libertação, nos demos conta da importância que é viver hoje (ainda que navegar seja preciso, no sentido de exato tanto quanto no de necessário). Com frequência nos iludimos com o "depois". Primeiro farei isso, para depois então usufruir e viver. Que tal pensarmos em trazer esse depois para hoje?

2 - Certezas e convicções

Para muitos de nós, a vida adulta se caracteriza por certezas e convicções. Temos um senso de estética bem definido, valores morais desenhados, sabemos como o mundo "deveria ser" para que fosse um lugar melhor. Esse "deveria ser" é exatamente o nosso conjunto de certezas e convicções. Não raro, nos tornamos prisioneiros de nossas convicções. Como lidar com algo em que acreditei por tanto tempo com um olhar crítico?

Crianças não possuem sistemas de crenças estabelecidos. São, por definição, a curiosidade ambulante. É comum suas perguntas nos deixarem impactados e sem respostas, apesar de todas as nossas convicções. Papai, por que você passou pelo sinal vermelho? Mamãe, por que você disse para aquele moço que não tinha um trocado? Crianças estão livres para a descoberta do mundo, sua imensidão, contradições e paradoxos, sem uma moldura rígida que a vida adulta nos dará (e muitos vamos sentir orgulho de andar para lá e pra cá com nossas molduras, ainda que barrocas). Certezas e convicções nos afastam de pensar de forma diferente, de ampliar nossos horizontes e, em última análise, de poder interagir de forma respeitosa com um ser humano que não pense como nós.

Claro que não estou propondo um viver sem norte, sem rumo, sem valores pessoais. Seria tolice ou imaturidade minha. Mas, frequentemente, há um rigor nas nossas convicções que podemos tornar mais maleáveis, aprendendo com as crianças a manter um olhar de curiosidade e espanto, sem juízo de valores, para a imensidão do mundo.

3 - Ser e ter

Muito se falou e escreveu sobre sociedade de consumo e como ter algo passou a substituir o ser alguém. Sou reconhecido pelo que tenho (carro, bolsa, casa, caneta etc.) e não pelo que sou (simpático, chato, ranzinza, bem-humorado, culto etc.). Ser, aparentemente, perdeu seu valor para o ter. Plagiando Pessoa: ter é preciso; ser não é preciso não!

Crianças adoram ter, dirão alguns. Sem dúvida que adoram ter, mas, antes desse gostar (que é estimulado por nós, adultos), crianças são. Sua existência não é dada por uma posse, mas por um afeto existencial. O colo, o peito, o acolhimento fazem o bebê poder formar uma identidade (se tornar um ser), antes que qualquer noção de posse ou propriedade se instale (sei que os psi me dirão que existe posse que não é de objetos e coisas, mas peço uma trégua teórica para o pediatra). A noção de ter algo e mais, desejar ter esse algo, só se instala em uma criança maior estimulada por nós, adultos. Tanto isso é um fato que, não raro, crianças se divertem mais abrindo os presentes, rasgando os papéis, brincando com as fitas, do que com o objeto em si.

Evidentemente, vivendo numa sociedade de consumo, não poderia advogar em favor de um desprendimento total e absoluto. Mas o que podemos aprender com nossos filhos é que ser precede o ter. Mais do que aprender, buscar reviver essa memória porque já fomos bebês e nos formamos em seres, antes de termos tudo que temos hoje. Ser, neste caso, significaria olhar para si, para seus desejos que não são exclusivamente materiais e buscar a realização através deles também. O vazio existencial não pode ser preenchido pela compra de objetos. Nos tornamos adictos destes objetos e a cada "soluço existencial" temos que ir às compras. Quem sabe um mergulho nas águas dos nossos desejos imateriais, como os afetivos, amorosos ou mesmo de realização através de novos conhecimentos e aptidões, não diretamente relacionados a uma profissão ou produtividade, nos façam sentir mais tranquilos. Talvez, dessa forma, possamos ser quem somos para nossos filhos, sem a necessidade de darmos, continuadamente, coisas para eles.

Paro por aqui, na expectativa de que cada leitor continue essa relação de aprendizados que podemos ter com nossas crianças. Elas são a representação viva da Páscoa: livres e em constante renovação.

Feliz Páscoa todos os dias!

Pais helicóptero

A vida não é fácil para ninguém. A vida pode ser boa, mas fácil nunca é. A vida em si nos impõe dificuldades que se iniciam no nascimento. Nascer é um processo que tem lá seu grau de esforço e dificuldade tanto para a mãe, quanto para o bebê. Depois, sucedem-se fases do desenvolvimento e amadurecimento que exigirão, por parte da criança, enfrentar e superar dificuldades inerentes a esse processo. Das primeiras mamadas aos primeiros dentes, seguindo para o esforço de engatinhar, ficar de pé e andar, ainda que naturais e comuns à nossa espécie, nada é moleza. Segue a vida e surgem as primeiras palavras.

A linguagem é uma conquista que leva tempo e requer esforço. Temos ainda a socialização, a descoberta do outro e a frustração de um mundo que não está posto para me servir com exclusividade. Vida que segue, regras e normas na escola, deveres, obrigações e um aprendizado de tantas coisas que não fazem sentido para nós. O despertar para o sexo é um mundo de dúvidas e angústias: ninguém vai olhar para mim, não sou suficientemente atraente ou, mais frequentemente, sou horrorosa ou horroroso! O que responder quando a família me pergunta "o que você quer ser quando crescer"? Como vou saber? O resto da história, todos conhecem. Uma escolha profissional, uma escolha para constituir família, compromissos, obrigações, contas a pagar, ameaça de desemprego, plano de saúde que deixa a desejar e filhos. Ah, os filhos! Um novo mundo de amor, prazeres e alegrias se abre. Junto, novas dificuldades na vida cotidiana.

Vejam que meu relato é superficial, abordando situações objetivas e visíveis. Mas a vida é muito mais do que isso. É o que sentimos e nem sempre falamos. É também o que se passa fora do mundo lógico, no simbólico, no mundo das emoções nem sempre plenamente conscientes. A vida não é fácil para ninguém!

Se concordarem comigo, de que a vida não é fácil para ninguém, e ainda estiverem de acordo que pais, em geral, querem que seus filhos tenham vidas boas, felizes, plenas, vamos ter que rever o modelo de pais helicóptero adotado por muitos. Mas o que seriam pais helicóptero? São pais que estão sobrevoando seus filhos 24 horas por dia, sete dias na semana, independentemente da idade. São pais que, apesar de saberem que a vida não é fácil, por algum mecanismo confundem essa realidade com sofrimento. Esforço ou superação de dificuldade não é necessariamente sofrimento. Alguns pais não toleram a ideia de verem os filhos fazendo um esforço (normal, desejável), que já descem de rapel do helicóptero para resgatá-los.

Os pais helicóptero ficam atentos à menor frustração vivida pelos filhos e, rapidamente, buscam eliminá-la. Pais helicóptero não conseguem exercer sua autoridade legítima, impondo (escolhi esta palavra de propósito) limites, porque temem que isso possa traumatizar seus filhos. Até situações evolutivas normais, como a dentição, são vividas pelos pais helicóptero como um problema a ser resolvido e não como um processo natural que merece carinho e amparo, sem grandes dramas. De um modo muito simplista, pais helicóptero vivem a ilusão de que poderão evitar toda e qualquer dificuldade dos filhos.

E qual é o problema em ser um pai helicóptero? Afinal de contas, se conseguir evitar que meu filho sofra, não é melhor? Esta pergunta é ótima porque nos remete à confusão que citei acima. Esforço não é sinônimo de sofrimento. Longe de mim fazer apologia de que sofrimento é bom. Sofrimento nunca é bom e merece ser atenuado, sempre que possível. Outro ponto importante é que, assumindo que a vida não é fácil para ninguém, como sustentar uma educação que impede a criança de enfrentar e superar dificuldades? Seria o mesmo que tentar ensinar uma criança a andar de bicicleta, sem nunca soltar o selim. Como esperar que nossos filhos sejam adultos resilientes, com capacidade de tolerar a frustração (que vivemos todos os dias em maior ou menor escala), que saibam se autoconsolar, se nunca lhes damos a oportunidade de desenvolver tais aptidões necessárias a uma vida harmônica em sociedade?

A questão é que, quando o bebê nasce, e por uns bons meses, ele tem dependência absoluta dos pais. Nessa fase, temos todos que ser pais helicóptero!

Temos que estar ali sobrevoando o bebê 24 horas por dia, sete dias na semana, entendendo e antecipando suas necessidades. É uma fase em que o cuidado absoluto é fundamental para o bom desenvolvimento e amadurecimento da criança. É o colo dos pais, associado ao cuidado com o ambiente ao redor do bebê, que vai permitir o desenvolvimento da capacidade que as crianças têm de amadurecimento. Não se "estraga" ou mima um bebê pequeno. O colo, o contato com os pais, não é um luxo e sim uma necessidade para que as fundações de um amadurecimento saudável sejam fixadas.

Mas há um momento em que, dessa fase de dependência absoluta, o bebê passa para a de dependência relativa. Neste momento, os pais devem aposentar o helicóptero (o cuidado absoluto) e oferecer um cuidado relativo, coerente com a fase do filho. Assim, para cada etapa das crianças, nós também devemos mudar o "perfil "do cuidado. Ao abandonarem o helicóptero, os pais passam a oferecer o espaço necessário para que elas se desenvolvam, sem estarem sufocadas pelo cuidado absoluto de que não precisam mais.

Não há uma fórmula para ensinar aos pais o momento de deixarem o helicóptero de lado. Apenas recomendo que olhem para seus filhos (e não para o Google ou algum livro escrito por pediatra!) e ousem. Olhar cuidadoso, associado a tentativas, erros e acertos, é o que funciona. Não dá para imaginarmos que, para uma criança em evolução e amadurecimento, poderemos adotar uma única e contínua forma de sermos pais. À medida que a criança cresce, nós também temos que nos modificar e adequar nosso modo de interagir com os filhos.

A única coisa que não muda é o amor, o afeto. Estes estão presentes sempre, garantindo que pais que "falham" aos olhos dos filhos (deixar de ser pai helicóptero), pais que dizem não, pais que não têm receio de exercer a autoridade, sem autoritarismo, sejam amados por seus filhos, ainda que, na superfície, eles reajam, briguem e esperneiem. Não temam a superfície. É muito melhor ter uma superfície revolta do que uma tranquila, com correntezas profundas, perigosas e invisíveis. Estas só se manifestarão mais tarde, em um adulto com dificuldades de viver uma vida boa, ainda que nada fácil.

Gostaria de agradecer a Fernanda, mãe da Ana Helena, que me apresentou à expressão pais helicóptero, inspirando este texto

Dia das Mães: mãe com M de mulher!

Diante de tudo que já foi disto e escrito, o melhor seria passar batido pela data, deixando para Drummond e Quintana (dois grandes poetas que escreveram sobre a mãe), a função de homenageá-las. Também não dá para competir com o comércio em mensagens piegas, cujo objetivo é o de emocionar para vender mais. Ou ainda enveredar pelo caminho da erudição, falando sobre a mãe através dos tempos, no pensamento filosófico ou psicanalítico. Afinal de contas, sou um pediatra e desses temas não entendo nada. Me ocorre relatar um pouco do que vejo no meu dia a dia com mães, pais e filhos, tentando fugir do lugar-comum.

A dinâmica familiar pode ter diversas configurações: mães e pais, avós ou outros familiares que substituem os pais, pais adotivos, mães solteiras, casais homoafetivos, relacionamentos poliafetivos e, eventualmente, outras que ainda se formarão. A maternidade não é exclusiva da descendência biológica nem do gênero feminino, sendo, antes de tudo, uma atitude diante do filho e um processo no dia a dia da vida. Apenas para facilitar meu trabalho de escrever e o do leitor de ler, vou usar as palavras mulher e homem, deixando claro que me refiro a funções que podem ser exercidas por qualquer pessoa, de qualquer gênero, com o vínculo afetivo e amoroso que caracterizam essa relação especial.

No princípio, era uma mulher. Certo dia, essa mulher conhece um homem e, desse encontro, em algum momento, acontece uma gravidez. Agora temos uma mulher com um bebê que cresce em sua barriga. E assim seguem os meses, com a mulher carregando o bebê. Um dia, a mulher se vira para o homem e diz: "É hoje" (esta história se passa no tempo em que não havia data marcada para o nascimento!). E, no exato dia em que nasce o filho, a mulher se transforma em mãe. Sei que os leitores radicais me dirão que esta mulher já era mãe durante a gravidez. Peço a estes que sejam generosos e me deem o direito de uma certa licença literária, sem entrar na polêmica de quando uma mulher vira mãe. Mas todos concordamos que, no princípio, era uma mulher.

Aqui a história toma um novo rumo. Em vez de percorrer o clássico conto no qual a mãe embevecida acolhe com um amor inédito seu bebê (o que é absolutamente verdadeiro), a notícia é a de um sequestro. A manchete nos jornais informa: "FILHO SEQUESTRA MULHER E A TRANSFORMA EM MÃE".

Aquela mulher que, com seu companheiro, levava uma vida "normal", trabalhando, se divertindo, fazendo suas coisas, saindo com amigos, namorando, viajando, se vê subitamente em "cárcere privado". Sua vida passou a ser definida pela necessidade do bebê.

Aquela mulher dormia à noite e agora, já mãe, aprende a dormir de forma fragmentada, duas horinhas à tarde, uma hora de madrugada e, assim, todos os dias. Aquela mulher, que tinha ânimo para fazer ginástica, ir ao cinema, tomar um chope, agora, já mãe, se vê num ciclo interminável de peito, fralda, colo, choro, peito, fralda, colo, choro.... e olheiras! E, quando vai ao pediatra acompanhada pelo pai (sim, aquele que era o companheiro, agora é pai!), silenciosamente suplica com o olhar: doutor, isto vai acabar um dia?

O mais curioso nesse sequestro é ser celebrado por todos. Apavorada, percebe que ninguém se deu conta do sequestro da mulher e só falam, com alegria e orgulho, da mãe! E a mãe, em geral, está encantada, sentindo uma forma única de amor por seu filho, um afeto ímpar e inédito. Mais: pode ter muito prazer em amamentar, trocar fraldas, acalentar e consolar o choro, descobrindo uma vitalidade que desconhecia (o termo moderninho seria "resiliência"). É uma variante da síndrome de Estocolmo, em que a vítima passa a nutrir simpatia por seu sequestrador. A mãe acaba por convencer a mulher de que ela nunca existiu, era uma fase passageira ou ainda uma ilusão. Nesse sentido, a celebração do Dia das Mães corre o risco de reforçar a noção de que, quando uma entra em cena (a mãe), a outra obrigatoriamente tem que sair (a mulher).

Meu ponto com essa ficção – que espero seja lida como bem-humorada – é que, no princípio, era uma mulher e que esta será sempre uma mulher. Ser mãe se soma ao ser mulher sem nenhuma necessidade de exclusão. É claro que nos primeiros meses o bebê precisa da mãe, e a mulher, entendendo isso, cede o palco. Mas, mesmo nesse período, a mulher não deve se recolher ao camarim. Pode e deve entrar em cena, de tal forma que a plateia nunca se esqueça da mulher que deu origem a tudo. Não deve competir com a mãe que nela habita, porque sabe que nos atos seguintes voltará a brilhar e a ter destaque. Não precisa "brigar" com a mãe que se tornou, no ato em que esta é a figura mais marcante em cena. Equilíbrio difícil, mas importante.

Ao pai ou a quem desempenha essa função, cabe um papel importantíssimo nesse enredo. Quando a mãe entra em cena, o pai surge como um guardião daquela dupla (mãe-bebê). Cuida do entorno, da proteção, física e psíquica. Garante que a nova dupla tenha as condições necessárias para que tudo corra bem nesses primeiros meses de vida. Nesse sentido, não é apenas um ator coadjuvante, aquele que nos programas de humor chamam de "escada". Mas, passado o momento inaugural ou inicial, que não tem data precisa, mas que estou "didaticamente" colocando em torno do sexto ou sétimo mês de vida do bebê, esse pai deve reassumir mais intensamente seu papel de marido, companheiro, homem.

Caberá ao homem um papel importante, ajudando ao mesmo tempo a mãe a recuperar plenamente sua condição de mulher e a criança, as condições para se desenvolver de forma plena. Sem a transformação da relação de dupla (mãe-filho) em trinca (mulher-homem-criança), podem não se dar as condições para que a criança desenvolva sua capacidade de tolerar a frustração, se autoconsolar ou, em linguagem mais simples e direta, se virar sozinha. É colocando limites ou usando uma expressão um pouco mais forte, estabelecendo a interdição da mãe e de espaços (reais e metafóricos) que o pai ajuda tanto a criança quanto a mulher. É desse movimento de adaptação dinâmica de todos que se resolve o sequestro e se restitui à mãe a condição de mulher, sem a perda da maternidade. À criança, se dá o espaço para que desenvolva sua identidade, sem a perda do pertencimento à família.

Em nada esta história diminui a beleza e a intensidade da maternidade. De forma alguma minimiza a importância vital do amor maternal que dura a vida toda e persevera nos filhos, mesmo depois que a mãe se vai. Afinal de contas, eu poderia também dizer que, para cada um de nós, no princípio era a mãe!

Meu carinhoso abraço a todas as mães, mulheres generosas que tecem nossas vidas com fios de amor.

Dia dos Pais: quem "diploma" o pai?

Acordei pensando no Dia dos Pais. Claro que sei que é uma data comercial, cujo objetivo é ajudar o comércio, tão sofrido, a vender um pouco mais. Nesse sentido, é uma data que nos afasta do afeto e da emoção, na medida em que transforma um produto (o presente) em símbolo de carinho. Reforça o paradigma da sociedade de consumo de que ter algo é o que nos faz ser alguém. Ou que nossas emoções precisam de um objeto para se manifestar. Tudo precisa ter uma concretude, uma forma, um tamanho, para existir. Carinho é um vento, sem forma, sem peso, sem visibilidade, mas com muita presença. Mas isso é outra conversa e não é por aí que eu gostaria de ir.

O que me ocorreu foi que não sou pai sozinho. Isto é, só sou pai porque a Carolina é minha filha. Isso é uma obviedade, mas que nos faz pensar, uma vez mais, que o ser humano só tem existência a partir do outro. Claro que não falo da existência biológica pura. Esta, a rigor, poderia existir no isolamento total, ainda que questionássemos se há isolamento total possível e, em havendo, se seria compatível com a vida.

Na vida cotidiana, temos inúmeros estímulos que nos remetem a um individualismo de performance.

A ideia do indivíduo campeão. A vida não é assim e, quando temos a oportunidade de nos lembrarmos disso, é bom pararmos para refletir um pouco. Lembrar que só sou pai porque a Carolina existe é uma dessas oportunidades. Todos os pais só o são por conta dos filhos. Portanto, quem nos dá o "diploma" de pais são os nossos filhos.

Talvez estejam se perguntando: qual a importância disso? Onde esse pediatra e pai quer chegar? Quero chegar no ponto onde, se fomos diplomados por nossos filhos, estes, se formos atentos, certamente seguem nos ensinando, como em um processo de educação continuada. Carolina me ensinou e continua me ensinando coisas maravilhosas que, talvez, façam parte do ensino que seus filhos ainda lhes oferecem.

Afeto e amor

O nascimento de um filho dispara, de forma incontrolável, uma emoção inédita, ímpar. Para homens, criados em uma cultura com alguma restrição quanto à manifestação de emoções, o nascimento de um filho é uma janela que se abre em nossas vidas. Não dá para fingir que não está acontecendo nada. A emoção está ali, pulsando. É uma libertação de um preconceito tolo (qual preconceito não seria tolo?) que nos é dado pelos nossos filhos.

Estabelecer contato físico

Alguns homens foram criados em famílias em que o contato físico era o normal. Outros cresceram com um limite bem definido para o corpo. Um filho rompe essas barreiras. Quando pegamos um bebê no colo e o embalamos, o colocamos próximo até embolá-lo em brincadeiras, fazemos cócegas e gargalhamos junto com ele, nos tornamos menos assustados com o contato físico. Filhos nos ensinam que temos uma psiquê onde as emoções flutuam, mas é no corpo que elas se expressam e se realizam.

Desenvolver a criatividade

Filhos querem ouvir histórias, narrativas que, quanto mais fantásticas, mais encantam. Com nossos filhos, nos desligamos de uma lógica cartesiana, racional, e entramos no mundo do fantástico. Viajamos junto com eles revivendo o prazer da fantasia. Aprendemos que a vida não é só uma trilha coerente, exata, precisa, demonstrável.

Aprofundar a curiosidade

O que é um trovão? Por que chove? De onde vem o sal do mar? Filhos fazem perguntas simples, impossíveis de serem respondidas sem que voltemos aos livros (ou ao Google). Exigem um exercício de aprendizado. Com nossos filhos, exercitamos a humildade do não saber e sentimos prazer de aprender.

Manter viva a criança em nós

Aprendemos com nossos filhos que temos todas as idades ao mesmo tempo e podemos nos deliciar com isso. Rastejar de quatro pronunciando palavras incompreensíveis (adabadu, blu blau) ou ainda fazendo perguntas de forma bem lenta: quem é a queridinha do papai? Cadê a gostosura do papai? Podemos nos fantasiar, usar peruca, maquiagem. Ficamos escondidos atrás de árvores e corremos até o pique. Brincamos de amarelinha, jogo da memória e casinha. Assistimos a filmes infantojuvenis e secamos as lágrimas no escurinho do cinema. Filhos nos lembram que ser criança é muito bom.

Respeitar as diferenças

Filhos não seguem o plano que traçamos para eles. Começam a se "rebelar" quando nascem e demonstram que possuem existência própria. Não se comportam como os livros diziam, muito menos os cursos de como ser pais. Choram de madrugada, mamam demais, mamam de menos. Um dia de um jeito, outro de outro. Crescem, revelando seus desejos e vontades. Sempre em busca da sua identidade, se rebelam aqui e acolá. Aderem a modas que não entendemos ou aprovamos. Escolhem profissão, amigos e parceiros. O aprendizado contínuo é o do respeito às diferenças. Mais do que isso, a celebração da individualidade.

Mais do que tudo, filhos nos ensinam, desde pequenos, que pai não é o que fazemos e sim o que somos. Nosso amor, contato físico, criatividade, curiosidade e respeito pela individualidade é que nos tornam pais. E foram eles que nos ensinaram isso tudo!

No Dia dos Pais, celebremos o quanto nossa vida ficou mais afetiva, amorosa, alegre e divertida, com o "diploma" que nossos filhos nos deram.

Dia dos Pais: ser pai da Carolina

Filhota,

Hoje, Dia dos Pais, fiquei pensando no que gostaria de escrever. Primeiro, pensei em uma receita de pai. Pegar alguns ingredientes importantes e muitas vezes esquecidos no armário da cozinha da vida (afeto, ócio, escuta, contato físico, leitura conjunta, respeito à individualidade, reconhecimento de diferenças, limites) e misturar com outros (presentear, praticar esportes, viajar, ir ao cinema, comer sorvete), colocar tudo no forno do amor e tirar um pai maravilhoso, quentinho e prontinho para o dia de hoje. Pensei que seria um contrassenso para alguém como eu – que vive dizendo aos pais para olharem para seus filhos que são únicos, sem dar bola para regras gerais – escrever sobre um pai genérico, ideal. Além do mais, esse pai não existe.

Recentemente, você me mostrou uma carta que lhe escrevi quando você tinha 3 anos. Eu contava algumas das coisas que você fazia e, de forma bem contida, descrevia meus sentimentos com relação a você e à paternidade. Então, para comemorar o dia de hoje, resolvi escrever uma nova carta, 23 anos depois, falando sobre como tem sido ser seu pai. Pode ser que muitas coisas façam sentido para outros pais, outras não; pode ser que algumas coisas inspirem os pais, outras não. O mais importante é que todos os pais celebrem, ao seu modo, o dia de hoje. Essa foi a forma que escolhi.

Ser pai de um bebê não é das coisas mais fáceis do mundo. No início, eu não tinha função nenhuma, ficava ali rondando sua mãe, para ver se sobrava alguma coisa para fazer. É uma sensação esquisita, mas real. Tinha sempre uma troca de fralda, um colo para você arrotar, empurrar o carrinho e coisas assim. Dessa fase, me lembro de ser um pai mais ousado do que a média, fazendo coisas que espantavam um pouco as pessoas. Com cinco dias de vida, saímos para almoçar com você. Com menos de um mês, descobri que o melhor lugar para limpar o seu bumbum era no tanque da área. Como você nasceu em fevereiro, em pleno verão, a água saía morna e era onde mais facilmente eu conseguia te limpar. Eu andava com você literalmente pendurada no meu ombro. Isto é, seus braços ficavam para trás, suas axilas encaixadas no ombro e caminhava sem segurar você. Era um espanto. Você teve, nessa época, um pai que era bem abusadinho com as "regras" de como se deve fazer isto ou aquilo.

Com o crescimento, começou uma interação deliciosa. Você sempre foi tagarela, curiosa e muito alegre. Cedo, começamos a andar de bicicleta (naquela época ainda sem capacete, coisa que jamais faria hoje). E lá íamos nós pela orla com as pessoas gritando: olha o pescoço dela! É que você dormia e sua cabeça pendia de um lado a outro, para desespero dos pedestres.

Depois, veio a fase da escola, com seus espetáculos de fim de ano. Ver você, mínima, declamando e dando uns pulinhos, me levou às lágrimas. E assim se inaugurou uma novidade na minha vida: chorar em espetáculos de encerramento de ano. Até na sua adolescência, naqueles intermináveis eventos do balé, com 537 turmas, lágrimas escorriam pelo meu rosto.

Faço aqui um parêntese e um registro para algum pai que esteja lendo este texto. Valeu estar presente em cada um desses momentos, como valeu ter ido à maioria das reuniões de pais na escola, independentemente do horário. Não só pelo lado objetivo de saber o que estava acontecendo, do progresso da filha, mas principalmente pela emoção que gerava em mim. Não me pergunte por que gerava emoção. Emoção, por definição, não é racional. Só sei que ouvir de uma professora um relato sobra a minha filha produzia em mim uma emoção deliciosa. Por isso, recomendo fortemente a todos os pais que se esforcem para comparecer o máximo que puderem. De brinde, ganham uma emoção.

Lembro que entre as minhas preocupações de pai estava a de que eu queria muito que você fosse uma pessoa analítica e crítica. Tínhamos conversas curiosas com você, ainda pequena. Destas, nasceu um mote ou mantra: paciência e criatividade, nessa ordem. Foi uma fórmula que surgiu de conversas sobre problemas que enfrentávamos (você tinha uns 5 anos) e concluímos que, se tivéssemos paciência e criatividade, poderíamos resolver muitas coisas. Um dia, viajando, você me disse algo como: "Quando as pessoas morrem, paciência e criatividade não resolvem". Eu fiquei quieto, sem saber o que dizer. Aí você emendou: "Resolve, sim, é só dizer que a pessoa virou uma estrela!". Certamente você tinha ouvido isso de alguém, em algum momento, mas juntou com o nosso mantra e resolveu a angústia da finitude humana! Um segundo mantra, mais ou menos da mesma época, foi: "Quem disse que a vida é justa?". Isso surgiu porque parte dos seus argumentos era: "Mas isso não é justo". Quase sempre invocada quando lhe dávamos um limite ou negávamos algo.

Outra preocupação da sua mãe e minha é que fosse independente. Ambos temos a independência, liberdade e autonomia como valores fundamentais e sempre pensamos em como te dar as condições para ser assim. Ler foi um dos caminhos. Na leitura, encontramos não só o estímulo para o pensamento, como intermináveis situações humanas. Seus pais gostam de ler e sequer tinham um aparelho de TV na casa quando você nasceu. Você não teve muita opção e se tornou leitora desde pequena. Um dos nossos programas era ir à Malasartes, no Shopping da Gávea, ler e comprar livros. Lá, D. Yaci, com a sua interminável paciência, nos orientava.

Outro caminho para ajudar a construir a sua autonomia foi deixar que fizesse coisas sozinha, cedo. Ia em festa de criança, sem babá ou adulto que ficasse com você. Te deixávamos e perguntávamos a que horas era para pegar. Isso me rendeu o rótulo de pai descuidado que abandona a filha em festas. Também permitimos que viajasse sozinha, cedo. Aos 7 anos, você foi para uma colônia de férias no Canadá, acompanhada por seus responsáveis primos de 12 ou 13 anos! Aos 15, passou seis meses na França morando na casa de uma família. Um outro caminho foi a escolha da escola. Queríamos que você pudesse ser, se quisesse, uma cidadã de qualquer lugar do mundo, não só do Brasil. Mas, na minha opinião, o que mais contou e conta no desenvolvimento da sua autonomia e independência foi o modelo ou exemplo da sua mãe.

Outro momento marcante foi o seu ingresso na universidade. Você foi aceita para Yale, uma das melhores universidades americanas. Na sua formatura do segundo grau, fui surpreendido com a notícia de que tinha sido a melhor aluna da escola. Foram momentos de grande alegria e emoção. Algo que, na cabeça de um pai, funciona mais ou menos assim: o mundo é duro e é preciso ter aptidões para sobreviver bem. Boa performance escolar não garante isso, mas pode ajudar. Dá um certo alívio ver um filho progredir no mundo acadêmico. Seus quatro anos na universidade representaram o fim de um ciclo de querer que fosse independente, autônoma, livre e cidadã do mundo. Acho que sentimos algo como se uma das missões dos pais estivesse cumprida.

Até aqui, fiz uma crônica, curtíssima, desses meus 26 anos de ser seu pai. Quero te contar um pouco da emoção que isso representa para mim. Primeiro, quero te dizer que nem sempre fui o pai que gostaria ou idealizei e imagino que não fui o que você queria ou precisava em todos os momentos. Mas também acredito que, *take or give*, o saldo é positivo. Dito isso, a maior revelação que você me traz é com o sentimento do amor. É algo inédito, diferente, único e indescritível. É um amor especial, não digo incondicional, mas diferente de tudo. Um sentimento delicioso de ligação com alguém. Te amar, além de delicioso, mexe comigo. Como sabe, sou duro na queda para afetos. Sou um racional convicto que briga com as emoções. Você sempre teve a capacidade de burlar todos meus mecanismos de proteção.

Sei que você ainda reclama, achando que sou pouco afetivo, mas, da minha perspectiva, que progresso! Junto com o amor ou como parte dele, a imposição de aceitar as diferenças. Digo imposição porque, ao menos para mim, nem sempre é fácil admitir que a minha filha pense assim ou assado. Como pode? Mas, como a tela é feita de amor, a pintura pode aparecer e, nesta, percebo, olho, brigo e aprendo a respeitar diferenças. Outra emoção que você sempre despertou em mim foi a de sentir orgulho. Ver você ser você sempre me deixou muito orgulhoso. Isso tenho a certeza absoluta de que sempre te disse. Tenho um orgulho enorme em ser seu pai.

Como a vida segue, estou sentindo novas e deliciosas emoções com você e Sylvio morando juntos. Me pego pensando carinhosamente nos dois, querendo muito que sejam felizes e que se divirtam na vida, juntos. Até consigo ver que, nesses 26 anos, você fez o seu trabalho de educar seu pai direitinho. Não ligo muito, não vou na sua casa sem convite, estou quieto no meu canto e sei que você sabe que pode contar comigo, sempre. Me sinto feliz nessa posição de espectador de um casal se formando. É como um bastão que é passado, e cabe a vocês seguir o destino darwiniano que temos (sem pressa, por favor!). Haverá um dia em que escreverão para um filho e, talvez, dirão algo como: "Quando eu tinha sua idade, seu avô me escreveu...".

O texto está longo e eu poderia continuar e continuar. Mas preciso me lembrar de que, ao menos em princípio, devo tratar de algo que seja do interesse de todos. Para os pais que celebram o dia de hoje, a única mensagem que eu tenho a dar, depois desta carta para a minha filha, é: pelo menos hoje, deixem de ser racionais e se entreguem à emoção. Se isso significar rolar no chão agarrado a um bebê, ótimo. Se for colocar no colo um filho e uma filha e, silenciosamente, ficarem abraçados, ótimo. Se for deitar no colo de uma filha ou filho e deixar que um cafuné seja feito, ótimo. Hoje é o dia da emoção irracional. Hoje é como um carnaval ao contrário. Hoje é dia de rasgar a fantasia, mostrar quem somos e cairmos na folia.

Bom dia amoroso dos pais para todos.

Obrigado, filhota, por me fazer mais amoroso!

Que filhos queremos: gladiadores ou golfinhos?

Nossa visão do mundo – fortemente influenciada pela cultura, que são os valores e hábitos de que nos cercamos – define em grande parte como vamos ou queremos criar nossos filhos. Nos dias de hoje, há uma invasão da cultura empresarial na vida privada. Numa empresa, temos o objetivo de criar e manter clientes lucrativos. Isso se obtém através da excelência dos produtos e dos serviços, com o claro e explícito objetivo de superar a concorrência. Estou sendo gentil quando digo superar a concorrência. Em geral, a linguagem é mais bélica e a ideia é derrubar, destruir, acabar com a concorrência.

Esse é o jogo. Para obter isso, é preciso que os empregados de todos os níveis estejam motivados, focados e comprometidos com as metas da empresa. Como o objetivo final é lucro, uma empresa deve pensar o tempo todo em minimizar custos e maximizar receitas. Eficiência é uma palavra-chave e metas são fundamentais para se poder medir o tamanho do sucesso. Se bati ou superei a meta, isso é um balizador da minha competência. A visão empresarial do mundo é a de que estamos em guerra. Mesmo internamente, com alguns mecanismos atenuantes, há uma guerra surda, silenciosa, pelo avanço na carreira. Como em uma empresa só se tem um presidente e meia dúzia de diretores, é óbvio que os empregados (motivacionalmente chamados de colaboradores, associados etc.) disputam entre si a entrada nesse funil, rumo ao topo. Há uma concorrência interna entre as pessoas, e a empresa usa isso para obter o máximo de cada um.

Claro que essa descrição é simplista, superficial e, talvez, exagerada. Serve apenas para nos colocar no contexto do que seria uma cultura empresarial. Certamente, para uma empresa, essa cultura funciona muito bem. É desejável que prosperem e que haja uma continuada melhoria de produtos e serviços. O problema é quando não percebemos que a cultura – bélica, competitiva, baseada em entregar (*deliver*) e bater metas – se instala na nossa vida pessoal e das nossas famílias. Pessoas e famílias não são empresas. São seres humano.

Além do fato de a cultura das empresas entrar em nossas vidas, há um equívoco na avaliação da natureza humana. Muitas pessoas acreditam que Darwin (aquele da evolução das espécies) disse que os mais fortes sobrevivem. Não foi isso que ele disse, mas, sim, que os mais aptos sobrevivem. É uma diferença fundamental entre ser forte e ser apto.

Se a nossa visão de mundo for a de que tudo é uma empresa e o mais forte triunfará, certamente educaremos nossos filhos para serem gladiadores implacáveis. Desde cedo lhes daremos tarefas, metas (sem dar esse nome) e bônus (que se chama presente) se cumprirem com o combinado (bater as metas). Seremos generosos com as críticas porque estas fortalecem e preparam a criança para um mundo cruel e competitivo. Seremos econômicos com elogios porque estes amolecem o espírito e levam à acomodação e à inércia.

No entanto, se conseguirmos perceber que a vida pessoal não é feita de metas nem de tarefas (ainda que tenhamos as do dia a dia), mas de emoções, sensações, prazeres (e desprazeres), alegrias (e tristezas), veremos que somos dependentes de relacionamentos. Nossa existência, sem vínculos, sem o outro, que não seja um inimigo, perde o sentido.

Somos seres gregários, vivemos em grupo, dependemos uns dos outros, portanto, há um enorme espaço para solidariedade, compaixão e afeto. Nesse contexto, triunfarão os mais aptos, e a aptidão necessária é a do encontro, da empatia com o outro. Não é a força com que eu domino o outro, mas o afeto com que eu o acolho que pode determinar a felicidade e o bem-estar, coisa que todos desejam.

Se nossa visão de mundo for a de que a cooperação, o altruísmo e uma boa dose de ócio (não fazer compulsivamente algo, apenas pensar, refletir, ser criativo) são importantes, certamente educaremos nossos filhos para se tornarem golfinhos. Golfinhos são inteligentes, brincam, se divertem, vivem em grupo, colaboram entre si para a alimentação e contra o ataque de predadores. Desde cedo lhes mostraremos que ser alguém não se mede (apenas) pelo que se faz. Não seremos pais "operários", sempre à procura de tarefas com nossos filhos, mas pais que querem estar com eles. Fazer algo e estar junto não é exatamente a mesma coisa. Uma agenda sobrecarregada de atividades pode eliminar um tempo precioso de estar junto, literalmente sem fazer nada. O que, em um mundo de tarefeiros, fabris, é quase um crime.

Mas o mundo não é tão simples. Ou isso, ou aquilo. O mundo é complexo e, geralmente, é isso e aquilo, ao mesmo tempo. Assim, temos que pensar em nossos filhos como gladiadores, quando estiverem na arena das empresas, do mercado, da vida profissional e, como golfinhos, na vida, no convívio e nos relacionamentos. Precisamos lhes dar as aptidões para que possam viver bem, em todas as situações, de forma integrada e feliz. O perigo é quando só lhes damos um modo de ver e estar no mundo. E, hoje, esse modo é o do gladiador.

Precisamos adicionar na formação dos nossos filhos afeto, vínculo, confiança mútua, solidariedade, empatia, compaixão e altruísmo. Só faremos isso, se pudermos ser assim. Não há curso para essas aptidões nas quais possamos inscrever nossos filhos, muito menos comprar algo quc os ensine a ser gente. É preciso que sejamos pais amorosos, afetivos, solidários para que nossos filhos cresçam e se tornem adultos capazes de não ver o mundo exclusivamente pelas lentes da competição e da vitória sobre o outro.

Dia das Crianças: o Nobel de Economia

Praticamente como em todas as datas que celebram alguém, também no 12 de outubro, o Dia das Crianças, há um forte cunho comercial que o criou e o sustenta. Datas (mães, pais, namorados e crianças) vendem. Nada contra, afinal de contas a economia precisa se movimentar, gerar riqueza, empregos e melhoria do nível de vida. Richard Thaler, professor de Ciências Comportamentais e Economia na Universidade de Chicago e vencedor do Prêmio Nobel, estudou uma linha chamada Economia Comportamental. Trata-se de uma abordagem que incorpora ao conhecimento de economia boa dose de psicologia.

Em 2002, outro pesquisador que segue a mesma linha, Daniel Kahneman, também recebeu o Nobel de Economia. De forma simplória (a ser criticada pelos eventuais economistas que lerem este texto), a economia comportamental incorpora nas suas análises uma faceta irracional do comportamento humano. Uma linha mais clássica ou ortodoxa crê firmemente que o ser humano tomará as melhores decisões baseadas em uma análise lógica, buscando otimizar seus ganhos e/ou minimizar perdas ou riscos. Para esses estudiosos, seríamos um "homo economicus", ator racional, cujo comportamento (tomada de decisões) é previsível e redutível a modelos matemáticos.

Ocorre que a nossa história pessoal (sejamos sinceros, quantas decisões sem fundamento racional tomamos? Ou quantas decisões envelopamos em racionalidade apenas para não revelar um desejo irracional?) e coletiva (guerras, intolerância de toda espécie, machismo, obesidade, uso de tabaco) nos mostram que não podemos ser reduzidos a um modelo mecânico de uma máquina que pensa. Somos seres, indivíduos, com alta complexidade e vetores (muitos, desconhecidos de nós) que nos impulsionam no percurso das nossas vidas. Nesse contexto, agraciar um pesquisador que introduz a irracionalidade e relativa imprevisibilidade no comportamento humano deveria nos fazer repensar o modelo vigente de privilegiar a lógica e racionalidade.

Se você chegou até aqui, deve estar se perguntando se eu deixei de ser pediatra e resolvi estudar economia. O elo que farei (me acompanhem neste salto!) é o de que crianças não precisam de um Prêmio Nobel para lembrá-las de que a irracionalidade é um atributo fundamental e inerente ao ser humano. Não é um atributo do “homo economicus” idealizado por alguns, mas do *homo* (quase) *sapiens* que somos.

Para começar, observemos um bebê com poucos dias de vida. É um ser humano sem a menor capacidade de cognição, sem processar pensamentos de forma lógica, ordenada, analítica ou sistemática. É apenas uma esponja de sensações. Tudo que se passa a seu redor é captado e absorvido, sem o filtro da racionalidade. Portanto, sem nenhuma possibilidade de discussão, a existência repleta de estímulos e registros precede a lógica e a racionalidade.

O bebê cresce e, dadas as boas condições, vai amadurecendo. Esse amadurecimento leva um bom tempo em que somos capazes de observar como um pensamento pré-lógico ou mágico infantil domina o universo da criança. Ainda não há espaço para metáforas, tudo é muito concreto. As fábulas lidas ou contadas representam algo que, de fato, aconteceu ou acontece em algum lugar. Vestir-se de princesa ou Homem-Aranha não é uma fantasia. É uma transformação. Naquele momento, a criança se percebe e se sente como se princesa ou Homem-Aranha fosse. As histórias que nossos filhos "inventam" são absolutamente fascinantes e dignas de serem registradas para que possam ser recontadas a eles mesmos, uma vez mais crescidos ou adultos. Isso, sem falar na criatividade para inventar brinquedos, a partir de sucata doméstica ou fazer pinturas, modelagens e colagens. O medo, tão natural em crianças, é outra manifestação explícita e observável da fase de "irracionalidade" que precede a introdução da lógica no pensamento infantil. De forma resumida, a imensa criatividade das crianças é uma homenagem à irracionalidade.

Para aqueles que ficam incomodados com o termo irracionalidade, contaminados que estão com o valor da racionalidade, podemos usar a palavra simbolismo ou simbólico. A imensa criatividade das crianças é uma homenagem ao ser simbólico que elas exibem e que nós temos vergonha de mostrar.

No Dia das Crianças, como em outros, vale pegar carona no Prêmio Nobel de Economia para justificarmos uma boa dose de irracionalidade nos nossos atos. Amor, carinho e afeto não são lógicos ou racionais. Estar perto, estar junto, sem uma justificativa ou sem estar fazendo algo, simplesmente estando, não é lógico ou racional: não raro, ficamos aflitos por não estarmos fazendo nada! Fabular, inventar, criar, encenar não é lógico nem racional. Vejam que tudo que nossos filhos querem de nós é que também sejamos irracionais.

Para concluir, um segredinho: se formos irracionais, nós vamos nos divertir também, e muito. Bom Dia das Crianças todos os dias!

Aqui ninguém toca!

Não dispomos de estatísticas confiáveis a respeito da violência ou abuso sexual de crianças. Segundo estimativa do Conselho da Europa, aproximadamente uma criança em cinco sofreu ou sofrerá alguma forma de abuso sexual. Vou repetir o número: uma em cinco, quantidade estimada pelos países da Comunidade Europeia. Uma em cinco é o mesmo que 20%. Numa turminha de 20 crianças, estatisticamente, quatro poderão ter sofrido ou sofrerão alguma forma de violência sexual.

O problema é tão grave que, além de todas as ações locais e recomendações internacionais feitas pela OMS e pela Unicef, o Conselho da Europa desenvolveu um "pacote" para a divulgação de uma regra simples a ser ensinada às crianças: "Aqui ninguém toca". A criança deve aprender que ninguém a toca por debaixo da fralda, calcinha ou cueca. Em inglês, o nome da regra é *The Underwear Rule*, criada para ajudar pais e educadores a falar sobre o tema com as crianças. Pode ser uma ferramenta eficaz para prevenir o abuso sexual.

A regra "Aqui ninguém toca" possui cinco princípios importantes:

1 - O seu corpo é só seu

A criança precisa ser ensinada de que o seu corpo lhe pertence e que ninguém pode tocá-lo sem a sua autorização. Os pais devem falar com a criança, desde pequena, a respeito do corpo e do que é um contato permitido e o que não é. A criança precisa aprender a dizer não de forma enérgica e ser incentivada a comunicar qualquer situação à mãe ou ao pai.

2 - Contato físico próprio e impróprio

Para facilitar o entendimento da criança do que seja um contato proibido, a regra delimitou a área do corpo coberta pelas roupas íntimas ou fraldas. Criança deve ter muito claro que nessa parte do corpo ninguém toca. Também devemos ensinar aos nossos filhos que as partes do corpo de outra pessoa, coberta pelas peças íntimas (cueca e calcinha), não devem ser tocadas por eles. Isto é, a regra "Aqui ninguém toca" vale tanto para impedir que alguém toque na criança, quanto para evitar que esta toque um adulto.

3 - Bons e maus segredos

Um agressor de crianças é, em geral, alguém conhecido que goza de certa confiança. O adulto agressor é, em geral, sedutor, e uma das suas táticas é a de combinar segredos com a criança ("Isso é segredo só nosso, não vamos contar para ninguém! Combinado"?). Nossos filhos devem ser orientados a jamais guardarem nenhum tipo de segredo a respeito de alguém que tenha desejado ou conseguido tocar no corpo ou que tenha pedido para ser tocado. Este é um mau segredo e a criança nem sempre vai entender isso. Devemos reforçar dando exemplos de bons segredos, como uma festa surpresa para um irmão ou parente. Ou ainda onde determinado presente ou objeto foi escondido para que outra pessoa o procure. Criança adora segredo e o abusador se utiliza dessa vulnerabilidade. Portanto, nunca é demais incentivar a criança a contar tudo, sem guardar segredos a respeito de adultos que sugerem isso para tocar ou serem tocados.

4 - Comunicação aberta e sem julgamentos

Criança abusada pode sentir vergonha e medo. Por esse motivo não conta o que ocorreu aos pais: eventualmente sente medo da reação que possam ter. É importante que estes mantenham uma postura de não julgamento ou repreensão da criança, acolhendo-a com carinho, estimulando que conte sem medo o que teria ocorrido. Os pais também devem controlar a ansiedade ou raiva para não tornar a conversa um interrogatório que intimide a criança. Se uma criança se sentiu desconfortável com algo, provavelmente merece ser conversado. Valorizem o desconforto dos filhos porque estes não ocorrem "por nada".

5 - Quem é de confiança?

Entre desconfiar de todos e não desconfiar de ninguém, há um enorme espaço. Com relação a estranhos é mais fácil fazer essa diferenciação. As regras "clássicas" continuam valendo: não converse com estranhos, não aceite presentes, não entre no carro etc. A questão fica mais complexa com conhecidos, principalmente porque, não raro, o abusador é conhecido da criança, quando não da mesma família. A criança deve compreender que seus pais são de confiança, mas que há algum familiar fora do núcleo da casa com quem também possa falar e confiar. Pode ser um dos avós, um tio ou até uma madrinha ou padrinho. Isso porque, infelizmente, em alguns casos de abuso, o abusador vive na mesma casa da criança (pai, mãe, madrasta ou padrasto).

O importante é que não façamos de conta que violência e abuso sexual não existem. Ou, se existem, estão limitados a determinados grupos sociais (longe do nosso). Infelizmente, o abuso ou a violência sexual é um desvio humano que atinge todas as classes e culturas. É produzido por seres humanos com alto grau de conhecimento e sofisticação cultural, tanto quanto por pessoas sem escolaridade ou acesso à informação. Pior, os abusadores de bom nível educacional tendem a ser mais "sofisticados" na sua abordagem e os pais da criança abusada mais incrédulos de que isso possa ocorrer com seu filho.

Este é um texto que não me dá prazer em escrever porque aborda um tema que preferíamos todos que não existisse. Mas, como existe, o pior que podemos fazer é fingir que não existe ou que não ocorrerá com os nossos filhos. É preciso darmos um ambiente de grande segurança emocional para que eles falem conosco, se for necessário, sobre esse assunto, oferecendo meios para que se defendam. A regra "Aqui ninguém toca", pela sua simplicidade e objetividade, pode ser um desses meios.

Papai Noel existe?

Ora, até uma criança sabe a resposta dessa pergunta: claro que existe! Existe porque somos seres simbólicos e adoramos uma fábula. E não são só nossos filhos que adoram uma historinha. Nós, adultos, mantemos o fascínio por fábulas. Claro que não são mais histórias de princesas, dragões, porquinhos e bruxas. Mas adoramos ouvir fábulas de suplementos, vitaminas, cremes, alimentos que fazem isso ou aquilo, novos exercícios que gastam milhares de calorias em poucos minutos, métodos para mantermos a memória ou aumentarmos a libido, livros que garantem felicidade plena em dez passos, sem esquecer a quantidade de pessoas que devolvem a pessoa amada em três dias. A lista de fábulas que nós, adultos, nos contamos mutuamente é interminável. E ainda temos a ousadia de questionarmos se Papai Noel existe!?

A fábula tem uma função importante no desenvolvimento das crianças ao estimular a criatividade e contribuir para que lidem com as questões da vida, inicialmente de forma lúdica. Nesse contexto, não há nenhuma discussão a respeito da existência do Papai Noel. Só nos resta definir qual Papai Noel vai existir. Como assim, existe mais de um Papai Noel? Sendo uma narrativa, existirão tantos papais Noel quantas narrativas existirem. Mas, basicamente, existem dois papais Noel e devemos escolher qual deles será o que vamos apresentar aos nossos filhos.

Existe o Papai Noel que representa a sociedade de consumo, trazendo presentes, se tornando o destinatário de listas intermináveis de pedidos. De alguma forma, esse Papai Noel existirá em todas as narrativas porque vivemos em uma sociedade em que o consumo é algo hipertrofiado e que, muitas vezes, preenche vazios existenciais. Esse vazio não é só dos adultos que acabam confundindo ser com ter. Para muitos, o que eu tenho define quem eu sou. Como a possibilidade de ter é sempre infinita, a sensação de ser é frágil e sujeita aos modismos de consumo. Assim que eu acabo de comprar o tablet de última geração, me tornando alguém, lançam outro e passo a me sentir vulnerável, inseguro, por não TER o último modelo.

Se os pais são consumistas ou mesmo que não sejam, mas por vários motivos se sintam "devedores" dos filhos (trabalham muito, por exemplo), podem tentar compensar com a compra de presentes. Esse Papai Noel é o do comércio que tenta nos confundir com mensagens que embaralham objetos e coisas com afeto e emoção. Esse Papai Noel de listas enormes e pouco ou nenhum limite é uma narrativa que ensinará nossos filhos a se tornarem consumidores vorazes, muitas vezes na tentativa de preencher uma lacuna que não é de coisas materiais. Esse é o Papai Noel que incentiva o egocentrismo porque a minha felicidade está em ter o que o outro não tem.

Existe um outro Papai Noel que representa a bondade, a solidariedade e a generosidade. Um Papai Noel que fala sobre quem somos, antes de falar sobre o que temos. Um Papai Noel que recebe uma cartinha na qual eu conto o que eu fiz no ano que passou e não só uma lista do que quero. Quando pedimos a nossos filhos que escrevam contando o que fizeram, estamos dando a oportunidade (e o aprendizado) de que parem um minuto para pensar nas suas realizações e não só nos seus desejos de possuir algo. Um Papai Noel que tem limites nas possibilidades de presentear, que associa presentes a algum mérito e que coloca cada criança como parte de um universo de outras crianças (ele tem muito trabalho, precisa visitar todas as crianças), fazendo com que cada uma se sinta especial, mas não única. Esse Papai Noel é o do afeto e do carinho.

É o que ensinará aos nossos filhos que as coisas (objetos) fazem parte das nossas vidas e nos dão muito prazer, mas que nossa felicidade não pode ser definida pelo que temos e, sim, por quem somos. Somos humanos e, como tal, seres carregados de emoção e empatia, além de racionais. Somos originalmente gregários, dependendo uns dos outros. Podemos (e somos) diferentes em muitas coisas, mas nem melhores nem piores do que ninguém. Esse é o Papai Noel que incentiva a solidariedade porque, diferentemente do que ocorre com objetos, quanto mais dividimos emoções e sentimentos, mais estes se multiplicam.

Cada família vai escolher qual narrativa de Papai Noel quer para si e, consequentemente, para seus filhos.

Quando tirar as rodinhas da bicicleta?

Como para quase todas as boas perguntas, não há uma resposta certa. No entanto, neste caso, há uma resposta "universal", que fere o senso comum do cuidar dos filhos ou das crianças. Devemos tirar as rodinhas ANTES que a criança se sinta pronta para tal. Atenção à "pegadinha" na resposta. Antes que a criança SE SINTA pronta. Isto é, os pais deverão fazer um juízo de aptidão ou habilidade do seu filho, antes que este esteja seguro ou certo de que está pronto. Os pais terão que correr o risco de que o filho caia e, com toda certeza, cairá. Não porque não esteja pronto. Pronto está, tanto que vai dar três ou quatro pedaladas e, somente quando perceber que não tem ninguém segurando, vai bambolear e cair.

Em geral, crianças em torno dos 3 anos possuem coordenação motora e força para pedalar. Nessa idade, depois de várias tentativas e erros, ela conseguirá "pilotar" um triciclo. Com o desenvolvimento motor, incluindo coordenação e força, passará do triciclo para uma bicicleta com rodinhas. A mudança é radical. A bicicleta é mais alta e o equilíbrio, apesar das rodinhas, é instável.

Em geral, a criança precisa de pouco ou nenhum

apoio de um adulto para dominar a bicicleta com rodinhas. Quando está absolutamente confortável pilotando sua bicicleta com rodinhas, demonstrando destreza, equilíbrio e coordenação que se manifestam por curvas bem-feitas, nenhuma colisão com árvores, postes ou muros, nem o reflexo de colocar os pés no chão diante de qualquer risco – suposto ou real –, é chegada a hora de tirar as rodinhas!

A criança vive um misto de excitação e ansiedade. Por um lado, é tudo que deseja; por outro, sente certa insegurança, normal e natural. Os pais, por sua vez, ficam com o coração apertado porque sabem que os filhos, obrigatoriamente, cairão. Pais inseguros ou que não suportam a ideia de que os filhos cairão terão grande dificuldade em ensiná-los a andar de bicicleta, eventualmente, privando-os de uma opção de lazer ou de esporte.

O grande dia chega. A retirada das rodinhas se torna praticamente um ritual: primeiro uma, depois a outra e ali no chão fica um momento da infância. Na bicicleta sustentada por um dos pais, o sinal de crescimento, o futuro. A criança se senta, desnecessário dizer que está usando capacete porque já o faz desde a época em que andava de triciclo. Em geral, o pai ou a mãe seguram no selim e diz algo como: "Estou te segurando, você não vai cair. Está pronto?". Invariavelmente, a criança diz: "Não vai me largar". E lá vai a dupla...

O pai ou a mãe do lado da bicicleta, correndo numa posição que não há coluna que resista, bufando e ainda tendo que dizer palavras de incentivo: "Muito bem, está indo bem, continua, pedala!". A criança, excitada, animada, bamboleia, olha para trás a cada cinco segundos, para se certificar de que alguém está lá, segurando a bicicleta e dizendo: "Olha para frente, não olha para mim, você está indo muito bem". De repente, o pai ou a mãe solta o selim, para de correr e fica olhando aquele ser indefeso pedalando. Impossível resistir e um grito sai, involuntário e espontâneo: "Isso meu filho, continua, continua". A criança se dá conta de que a voz não está mais ali do seu lado, olha para trás e... cai! Lá vem um dos pais correndo, a vontade é de parar com aquilo de uma vez por todas, pegar o filho no colo e abandonar a bicicleta.

Mas o que faz essa mãe ou pai? Finge a maior serenidade do mundo e diz: "Você estava ótimo, se não olhasse para trás, não teria caído. Mas não tem problema, vamos de novo". A criança pode resistir, dar uma chorada, e caberá a esse pai ou mãe não se deixar levar pela emoção de proteger o filho e, sim, pela convicção de que esse é o caminho para se aprender a andar de bicicleta. Os pais também não devem temer um certo olhar furioso ou até uma acusação: "Você me deixou cair!".

A criança está no direito dela de reclamar, e o que pais devem fazer é não vestir a carapuça da culpa, mas, sim, acolher essa "ira", levantar a bicicleta e o filho do chão (verificando que está tudo bem) e dizer: "Vamos de novo. Agora vai ser melhor ainda". Não há como aprender a andar de bicicleta com uma mãe ou um pai permanentemente segurando o selim. Para aprender, é preciso que os pais soltem o selim!

Tirar as rodinhas é algo que os pais decidem quando fazer e devem estar preparados para os tombos (choros e raivas) que se sucederão. Tirar as rodinhas não acontece só quando ensinamos nossos filhos a andar de bicicleta. Quando colocamos o bebê no seu quarto, não mais dormindo no dos pais, tiramos as rodinhas. Quando não atendemos a todas as demandas dos nossos filhos com 1 ano, deixando que se vire um pouco sozinho, tiramos as rodinhas. Quando dizemos "não" para o que deve ser negado, tiramos as rodinhas, deixando que os filhos desenvolvam mecanismos de autoconsolo. Quando usamos nossa autoridade, sem medo de sermos autoritários, estabelecendo regras, horários, obrigações, de acordo com os valores da família, tiramos as rodinhas. Quando não protegemos nossos filhos diante de riscos calculados, deixando que encontrem a destreza e equilíbrio para superar os obstáculos, tiramos as rodinhas.

Em todos esses momentos, tiramos as rodinhas quando o bebê, a criança ou o adolescente estão prontos, mas não sabem que estão. Se dependesse deles, continuariam usando rodinhas para sempre. Por isso que nosso instinto de proteção, nossa dificuldade de lidar com os tombos que o crescimento impõe, em última análise, nossa dificuldade de perceber que filhos crescem, devem ser constantemente questionados.

Como pais, temos a obrigação de tirar as rodinhas e soltar o selim, se quisermos que nossos filhos sejam adultos seguros e felizes, que saibam pedalar pela vida afora.

A mala de cada um

Em um texto anterior, comento sobre o fato de cada bebê chegar com o seu manual. Numa entrevista ao Roberto D'Ávila, ele me perguntou se bebês vinham com bula e eu respondi que sim, para surpresa dele. Tanto a metáfora do manual, quanto a da bula, significam que não há conhecimento maior sobre o bebê do que os pais já têm e vão ampliar. O Google, pediatras, avós, grupos de mães no WhatsApp não sabem nada a respeito daquele bebê, único. O que todos sabemos são generalidades que nos ajudam, orientam e norteiam, mas que não dão conta das especificidades daquele bebê.

Do mesmo modo que todos os bebês chegam com um manual, me ocorreu que também trazem desde o nascimento uma mala. De início, é uma mala que vem com a etiqueta de identificação do bebê – seu genoma. A mala, no início, está vazia e leve. Mas muito rapidamente os pais começam, sem se dar conta, a colocar coisas nessa mala.

Que coisas? Em geral, as definições e descrições de quem é o bebê. Começa um longo período em que os pais literalmente fabulam a respeito dos seus filhos. Estes, ainda na impossibilidade de se comunicarem na linguagem dos adultos, vão tendo a sua mala preenchida com pequenas declarações: ele tem uma personalidade muito forte, ela só gosta de dormir em cima do braço esquerdo, ela é muito inteligente, ele é exatamente como eu, até prisão de ventre tem! A lista poderia continuar, mas é sempre uma criação do adulto, a partir da percepção do bebê. E a mala desse ser humano vai sendo recheada. Nem sempre o recheio é o de "rótulos" de como aquela pessoa é percebida pelos pais. Pode estar sendo recheada de advertências, cautelas, proteções e restrições. Muitas, essenciais e importantes. Outras, nem tanto. As fundamentais não pesam, mas os excessos de zelo podem se tornar um peso adicional. O recheio também pode ser de admiração, orgulho, carinho e amor. Eu diria que esses sentimentos nem seriam um recheio, funcionando mais como rodinhas que facilitarão o transporte dessa mala pela vida afora.

Com o crescimento, não só as percepções a respeito da criança vão sendo revistas, atualizadas, como acontecem as comparações com irmãos, primos e outras crianças. Não raro, a comparação é feita com os pais quando pequenos. Essa é a contribuição dos avós para a mala dos netos: "Ela é igualzinha a você quando tinha essa idade, não sei de onde vem esse gênio tão diferente do seu!".

A mala vai ficando mais pesada à medida que a criança cresce. Curioso é que, numa família, não raro, cada membro passa a representar um "tipo" de mala. Tem o primo que é meio esquisito, caladão, antissocial. Na mala dele, a família coloca esses traços, de todos. Tem a tia maluquinha, e lá vão todas as loucurinhas da família para dentro da mala da tia. Tem o talentoso, bem-sucedido, tem o que não presta para nada, tem a de saúde fraca e a egoísta. Cada um com a sua mala "principal", que recebe da família aquela determinada característica.

Claro que estou exagerando nas tintas apenas para que o quadro chame a atenção. O que eu gostaria de compartilhar é o fato de que, pertencendo a famílias, não somos unidades autônomas, independentes, exclusivamente moldados por nosso genoma. Do mesmo modo que um povo, uma etnia e uma nação têm seu comportamento moldado por sua cultura – uma série de crenças e valores compartilhados –, também na família somos fortemente influenciados por uma dinâmica que não é tão visível assim.

Qual a aplicação prática desse conhecimento? Diria que pouco importa uma aplicação prática. O que importa é termos a consciência de que o comportamento humano normal inclui fabular sobre nossos filhos, criar uma história para cada um deles e, à medida que crescem, e sem nos darmos conta, transferimos para outros membros da família aspectos que são de todos. Em geral, são os aspectos que nos incomodam e que preferimos ver atribuído a outro do que a nós.

Acredito que parte do trabalho do pediatra deva ser o de ajudar os pais a deixarem a mala dos seus filhos o mais leve possível, pontuando, quando for o caso, o risco de uma transferência de conteúdo que leve a excesso de peso na bagagem da criança. Diferentemente de uma viagem aérea, em que se paga um valor e a mala segue no bagageiro, na vida, uma mala com excesso de peso pode significar a diferença entre caminhar e se arrastar. Pode tornar a vida um esforço permanente, com uma sensação mal definida de algo que puxa a pessoa para baixo, como se a força da gravidade fosse muito maior. Antes mesmo de ajudar os pais a não colocarem excesso de peso na mala dos filhos, o pediatra pode estimular a instalação das rodinhas de carinho e afeto, que contribuem tanto para a autoestima e a segurança do bebê.

O manual, como a mala, é invisível. Mas, só porque não pode ser visto, não significa que não exista. Alguém já viu uma onda de rádio e de TV? Alguma dúvida de que existam? Negar a existência do manual é perder a chance de ousar, errar, aprender, mas amar, criar e educar o seu filho e não o filho médio dos livros. Negar a existência da mala pode significar deixar para seu filho um peso que não lhe pertence. Podemos fazer com que a viagem dos nossos filhos, pela vida, seja bem mais leve. Basta lhes dar as rodinhas.

Se eu sou o especialista, quem é você?

Muitas vezes sequer nos damos conta do poder das palavras. Palavras em si não passam de um amontoado de letrinhas. Só fazem sentido quando se transformam em um símbolo (imagem, conceito etc.). Se eu escrever as letras asac, você certamente vai parar um minuto porque nada lhe terá vindo à mente. No entanto, tecnicamente, é uma palavra. É uma palavra inexistente porque a ela não temos nenhum significado atrelado, amarrado. Agora, quando escrevo casa, você imediatamente fez uma imagem mental e "entende" a palavra. Esta é uma palavra existente porque faz sentido, ao menos para nós que usamos a língua portuguesa.

O poder das palavras, por ser simbólico, faz um curto-circuito na nossa racionalidade. Veja, por exemplo, se você se sentiria igualmente confortável comprando um carro usado ou um seminovo? Racionalmente, concordamos que ambas as palavras se referem a carros que já tiveram algum uso ou que não são zero km. Nenhuma das duas palavras define claramente quanto uso o carro teve. No entanto, seminovo parece melhor do que usado.

Um outro exemplo, este no campo da saúde, é o lugar onde realizamos exames complementares.

Aqui, já introduzi uma palavra conhecida dos médicos, mas pouco ou nada usada pela população. Me refiro à palavra complementares. Complementar a quê? Essa seria a pergunta a ser feita. Ora, os exames são complementares a uma consulta médica que inclua uma boa entrevista (anamnese) e exame físico. Isso, hoje em dia, é raro.

Frequentemente, o próprio paciente já chega ao médico com exames "para ganhar tempo". Um dos motivos está no uso das palavras e os botões que elas apertam no nosso pensamento. O lugar onde realizamos exames complementares se chamava laboratório de análises clínicas ou, simplesmente, laboratório. A imagem que nos vem à cabeça é a de um lugar cheio de vidros e reagentes. Hoje, o mesmo ambiente se chama centro de medicina diagnóstica. O que nos vem à mente? Que é nesse lugar que terei meu diagnóstico, bastando levar ao médico para que ele prescreva o tratamento adequado, ganhando, assim, tempo. O que mudou? Apenas o nome do lugar, mas o impacto em nós é radicalmente diferente. Impacto, neste caso, que nos leva a um erro de entendimento do que seja a consulta médica e um exame complementar.

Espero que, com esses dois exemplos, tenhamos entendido que palavras são poderosas porque transportam símbolos que significam algo para nós. Esta é a lógica de uma marca. Quando determinada marca é dita ou escrita, já "entendemos tudo". Não há necessidade de explicarmos o que seja uma Bic. Tudo já está dito com a marca. Se eu escrevo Shell, ninguém pensa em sorvete (claro que um detalhista me dirá: "Mas tem a loja de conveniências..."). Assim, posso chegar na palavra que é o objeto deste texto (finalmente!): ESPECIALISTA.

O que essa palavra nos faz pensar? Em alguém com conhecimento profundo de algo especial ou específico. Alguém que dedicou anos estudando e/ou praticando determinada atividade que o torne detentor de um saber, conhecimento ou prática muito acima daquela que possuímos. Um especialista sabe algo que eu não sei. Ou sabe muito mais sobre algo que conheço um pouco. Nesse sentido, se eu sou um especialista em algo, quem é você? Esta é a pergunta deste texto. Não sei o que vocês responderiam, mas eu responderia que eu sou um ignorante (total ou parcial) no assunto e que o conhecimento do especialista poderá, dependendo da situação, resolver algo para o qual eu não tenho competência. Exemplos: um pintor de paredes, um eletricista, um encanador são especialistas que sabem o que eu não sei e resolverão um problema que tenho ou virei a ter. E, se eu tiver um problema nessas áreas, dependo de um especialista para me tirar da situação problemática.

Vou tentar resumir em palavras isoladas o que é um especialista e o que ele pode representar para as pessoas: conhecimento maior do que o meu; sabe o que eu não sei; dependência desse conhecimento para solução de problemas.

Se estivermos de acordo até aqui, podemos dizer que especialistas são pessoas muito necessárias na solução de situações especiais para as quais não temos competência, conhecimento ou habilidades. Portanto, para utilizarmos um especialista, é preciso que haja um problema ou situação que não sejamos capazes de resolver. Ocorre que, com a valorização da tecnologia e o acesso global à informação, houve uma hipervalorização do conhecimento "científico", como se este fosse a única forma de saber válida. O conhecimento científico é algo que um especialista domina. Portanto, se só o conhecimento científico é válido, eliminando-se a tradição, o bom senso, a intuição e a experiência, praticamente tudo o que fizermos na vida vai precisar de um especialista. Sem um especialista, eu posso errar porque eu não sei o que ele sabe. Passo não só a desvalorizar qualquer forma de conhecimento que eu possa ter como a sentir insegurança e paralisia diante das situações habituais da vida cotidiana.

Vamos deixar claro que o conhecimento científico é uma conquista da evolução intelectual do ser humano. O método científico nos ajuda a superar nossas ignorâncias e até a reduzir mitos e crendices. Mas não pode nem se propõe a ser um novo mito, ainda que muitos a entendam assim. No século XVIII, William Cowper, um poeta inglês, disse: "A ciência é orgulhosa por tanto saber; a sabedoria é humilde por não saber mais". Existe, portanto, algo que vai além do conhecimento científico, que é, para usarmos uma só palavra, a sabedoria. A sabedoria é composta do conhecimento científico, mas bebe nas outras fontes que citei: tradição, bom senso, intuição e experiência.

Sabedoria não é exclusividade de quem estudou algo. Sabedoria não depende de nível social ou econômico. Todos nós temos alguma forma de sabedoria. E quando o assunto é viver ou sobreviver, todos nós temos muita sabedoria acumulada. A questão é que em um mundo tecnológico, com uma mistificação da ciência e, pior, da pseudociência, nossa sabedoria ficou escondida, acanhada, envergonhada. Toda vez que penso em usá-la, o meu entorno, o WhatsApp e o Google dizem que estou errado. Só um louco furioso para enfrentar esse tsunami de especialistas em tudo!

Por que escrevi isso? Porque garanto que todos nós temos sabedoria suficiente para:

Engravidar

Quando há um problema e o casal deseja engravidar, aí sim faz sentido ouvir um especialista. Não é preciso ler no Google como se engravida.

Ter filhos

Há uma sabedoria da espécie para se ter filhos. A obstetrícia não tem 400 anos de idade e nascemos há cerca de 160 mil anos. Claro que o conhecimento obstétrico tornou o parto mais seguro e confortável. Mas daí a fazer um curso com alguém que sabe o que eu não sei vai uma certa distância. Todas as mulheres sabem ao menos o mínimo necessário sobre como ter um filho. De novo, se há um problema no parto, é altamente desejável que um especialista esteja presente.

Amamentar

A simples ideia de que haja um especialista que vá ensinar a uma mãe como amamentar é muito estranha. Aquela mãe e aquele bebê são únicos. Precisam de um tempinho para se entenderem. Um conselho, fruto da experiência ou tradição, pode ajudar. Uma palavra de reconhecimento dessa dificuldade inicial, também. Mas ensinar "técnicas" é alienar a mãe da sabedoria intrínseca dela. Em algumas situações especiais e pouco frequentes, pode haver um problema pontual em que um especialista pode e deve ajudar.

Dar banho no bebê

Que tal um curso de banho para o bebê? Alguém com grande experiência, um especialista, vai lhe mostrar como é o melhor modo de dar banho em um bebê: aulas de simulação com um boneco para dominar a técnica. Nasce seu filho e você vai dar o primeiro banho. Ele chora! Surpresa máxima: isso não estava previsto. O boneco do curso não chorava. Ou, apesar de você fazer tudo "certo", seu bebê não gosta do banho. Claro que você vai demorar uns dias até desconfiar que o errado é o método, não você nem o bebê. Aí você vai usar a sua sabedoria (que será a de tentativa e erro), até descobrir como é o melhor banho para o seu filho.

Introduzir alimentos sólidos

Cada cultura tem uma tradição. Não há regras fixas nem grandes conhecimentos científicos envolvidos. Mas, quem sabe, não seria melhor ouvirmos um nutricionista? Afinal, deve haver algo que eu não sei, fundamental, definitivo, importantíssimo a respeito de frutas e sopa de legumes com músculo!

Engatinhar/andar

Não seria melhor contratarmos uma nova técnica de estimulação fisioterápica que "ensinasse" nossos filhos a andarem, de preferência com um nome ou vinda de um lugar remoto (técnica Walfrid de deambulação balanceada ou técnica sueca de estimulação motora)? De novo vemos o poder simbólico das palavras. Imaginem a técnica Severino de deambulação precoce ou a técnica paraguaia de estimulação motora!

A lista de exemplos de situações cotidianas em que NÃO PRECISAMOS DE ESPECIALISTAS poderia continuar. Poderia incluir o pediatra como sendo um detentor de um conhecimento específico, melhor do que a sabedoria dos pais. Um exemplo rápido: doutor, o que é melhor para o bebê, ar-condicionado ou ventilador? Ora, nenhum pediatra teve essa aula no curso de medicina. Essa é uma resposta que deve vir da sabedoria dos pais de usarem o melhor método para se cuidar dos filhos: tentativa-erro-aprendizado. Mas, para isso, é preciso três coisas:

1 - Que estejamos convencidos de que temos sabedoria;
2 - Que confiemos na nossa sabedoria;
3 - Que saibamos que especialistas são fundamen-

tais para resolver problemas. Onde não há problema, não precisamos de especialista.

Se continuarmos a confiar cegamente em especialistas ou a não confiar na nossa sabedoria, em breve contratarei um bombeiro para abrir as torneiras de casa. Como especialista, ele deve saber fazer isso melhor do que eu.

Revolução no estímulo às crianças

Pesquisadores da Universidade de Uppsala, na Suécia, chegaram à conclusão de que, de fato, há um método capaz de estimular a capacidade intelectual de crianças desde os primeiros meses de vida. O mais interessante é que o método utiliza uma plataforma amigável e intuitiva, de baixo custo e fácil acesso para a maioria das pessoas.

A pesquisa demonstrou que crianças ou até mesmo bebês desenvolvem não só a parte intelectual, cognitiva, mas também a capacidade criativa, além de constatar o estabelecimento de vínculos afetivos mais sólidos entre os que foram submetidos à nova metodologia.

Em geral, pais demonstram uma certa preocupação em como desenvolver de forma plena o potencial dos filhos. Nesse afã, se tornam, em alguns casos, vulneráveis a modismos ou tecnologias sem comprovação de eficácia. Desde tocar música clássica enquanto o bebê ainda está na barriga da mãe até a aquisição de móbiles que se propõem a desenvolver aptidões matemáticas. Os pesquisadores suecos, porém, nos apresentaram prova que bebês e crianças podem ser estimulados. No entanto, a tecnologia envolvida é mais simples do que se supunha.

Mas nem tudo é perfeito. O método exige, ao menos, a aquisição da plataforma e um adulto com tempo e desejo de utilizá-la com a criança. A partir de uma certa idade, a própria criança será capaz de manusear a plataforma, mas, mesmo nessa fase, a presença de um adulto participativo, interagindo, potencializa seus benefícios. Somente a partir de 7 a 8 anos é que a plataforma apresenta modelos nos quais a criança será capaz de fazer todas as etapas do método de forma autônoma.

A esta altura, a curiosidade de alguns deve estar suficientemente aguçada, enquanto outros já estão no limite da perda de paciência: mas, afinal, que metodologia é essa, eficaz, barata, acessível e que roda em plataforma intuitiva e amigável?

Os suecos comprovaram que Lições Interativas de Visualização e Relacionamento de Ordem afetiva, de fato, constitui um método até hoje inigualável de estimulação intelectual e emocional da criança. Mas que método é esse? Peguemos as primeiras letras de cada palavra e teremos: LIVRO!

Daqui, ouço um ohhh de decepção, de um grupo de pais mais *high tech*, ligados em novidades, para quem o progresso terá sempre uma solução melhor do que a oferecida no passado. Também vejo um sorriso amarelo de alguns pais que esperavam algo mais do que um livro. Meu lado otimista (que não é muito desenvolvido) consegue imaginar sorrisos de alguns pais que, por experiência própria (são leitores), conhecem o poder do livro no desenvolvimento do ser humano.

Brincadeira à parte, há um consenso entre diferentes profissionais de saúde. Se fôssemos escolher um método para desenvolver a capacidade cognitiva das crianças, este seria a leitura, já a partir dos 6 meses. Claro que não é o único e todos são complementares. O brincar criativo com sucata doméstica, argila, tintas, pincéis, colagens seria outro; as brincadeiras ao ar livre, como saltar, girar, pedalar, nadar, desenvolvendo de forma lúdica as capacidades motoras, também. Lembrando que nenhum método funciona sem o carinho dos adultos.

Vejam que as telas e monitores não constam no topo da lista. Isso porque, em princípio, sugerem mais passividade e menos criatividade, no máximo, reatividade e reflexos. E vamos lembrar que programas muito rápidos e agitados podem desenvolver nas crianças pequenas uma "necessidade" de hiperestimulação. Se não forem hiperestimuladas, sentirão tédio, o que pode gerar dificuldades no momento da alfabetização, que é, obrigatoriamente, lenta.

Retornando ao LIVRO, este é um estimulador da criatividade, na medida em que o leitor (ou, no caso, a criança-ouvinte) cria a história na sua cabeça. Serão sempre três porquinhos e um lobo, mas cada uma cria os seus três porquinhos e o seu lobo. Além desse aspecto, a proximidade física com quem conta a história gera um momento de vínculo afetivo, com contato corporal. Não se trata apenas do carinho de quem provê, mas do afeto de quem toca (e se deixa tocar). A leitura pode contribuir para a implantação de determinadas rotinas, como dormir ou jantar, e sinaliza mudanças de ritmo (da brincadeira mais agitada para um momento mais calmo).

Um aspecto pouco lembrado é o de que nós adoramos contar histórias. Falamos há aproximadamente 70 mil anos e escrevemos há uns 10 mil ou 12 mil anos. Portanto, passamos 60 mil anos da nossa existência dependendo exclusivamente de contarmos histórias para crianças e adultos, assegurando que o conhecimento e a experiência fossem transmitidos, garantindo que chegássemos até aqui.

Por esse motivo, ler não é intuitivo como conversar. Ao contarmos histórias, usando livros, unimos a fala com a escrita e podemos desenvolver nos nossos filhos o hábito da leitura, que não é natural e precisa ser criado de forma gradual e prazerosa. Afinal de contas, hoje, a informação de qualidade se encontra publicada e impressa. A capacidade analítica e crítica – o entendimento de complexidades como a vida em sociedade, economia, medicina, engenharia, astronomia, cultura, arte etc. – vai depender do envolvimento que cada um tem com a leitura. Em um mundo competitivo, essa competência pode fazer a diferença, além de ser um hábito que produz prazer a quem o desenvolveu.

Se alguém ficou chateado com a brincadeira dos pesquisadores de Uppsala, peço desculpas. Só queria chamar a atenção, com uma provocação, para a importância do livro. E boa leitura com seus filhos!

Que brinquedo escolher?

São tantas as opções (e tentações), que ficamos tontos. São tantos os preços (caros), que ficamos mais tontos ainda. De um lado, o olhar pidão das crianças, do outro, comerciais na TV, vitrines de lojas e os fatídicos amiguinhos que sempre têm algo que nossos filhos desejam. Como decidir o que dar? Em geral, sou avesso a regras (exceto quando a questão é segurança). Sempre acho mais interessante que os pais tomem as decisões, principalmente aquelas que não estão nos livros de pediatria. Antes de escrever, verifiquei uma vez mais nos livros da minha formação médica e nenhum deles fala de brinquedos. Portanto, a decisão será de vocês. Mas só queria compartilhar algumas ideias.

A primeira é uma pergunta. O que queremos ao presentear nossos filhos com um brinquedo? Certamente cada mãe ou pai tem algo em mente, e eu não poderia saber todas as respostas. Umas que me ocorrem são:

Demonstrar afeto e carinho.

Um presente é um veículo de amor. Em geral, é escolhido pensando no filho, no que ele gosta ou precisa. Portanto, a primeira função de um presente é a de aproximar. Assim, o melhor embrulho para o presente, qualquer que seja, é um abraço apertado e um beijo carinhoso.

Produzir prazer.

Escolhemos algo que imaginamos agradará aos nossos filhos. Seja pela necessidade, seja pelo "sonho" de ter aquele objeto.

Desenvolver alguma aptidão.

Não raro, os pais procuram brinquedos que estimulem a criatividade. É sobre isso que vou falar um pouco mais.

A criatividade é algo que temos dentro de nós e não algo fora, que nos torna criativos. Quem inventou o iPad não tinha um outro iPad para se inspirar. Todas as invenções criativas surgiram de um pensamento ou de uma observação e não de um objeto. Picasso nunca tinha visto um quadro como o que pintou para se inspirar. Newton não tinha conhecimento prévio de uma lei que explicasse por que os objetos são atraídos para o chão. Os exemplos são infinitos e comprovam apenas que a criatividade é uma potência que todos temos dentro de nós. Portanto, brinquedos eletrônicos e ultramodernos poderão ou não estimular a criatividade.

O fato é que, quanto menos "pronto" estiver o objeto, mais estímulo produzirá na criatividade humana. Aí entra em cena a sucata doméstica. Objetos que iriam para o lixo podem assumir as mais diversas formas. O desafio de transformar algo em outra coisa é superado pela nossa criatividade. Portanto, se o presente que queremos dar aos nossos filhos é um que estimule sua criatividade, que tal lhe dar uma caixa cheia de sucata doméstica? Melhor ainda, embrulhe o presente no abraço e no beijo que mencionei acima e, para tornar o presente memorável, sente-se com sua filha e filho, e, juntos, criem. Passem algum tempo rindo, provocando um ao outro, cooperando e competindo. Não é o brinquedo que é criativo, é a criatividade que faz o brinquedo.

Encerro com uma pergunta: se essa cena que descrevi de pais brincando com seus filhos, montando objetos a partir de sucata doméstica ocorrer, quem presenteou quem?

Lá vem o ano novo!

Me inspiro em Bela, uma linda menina de 3 anos, para escrever sobre a mudança de ano. Ela veio ao consultório porque estava com um machucado no dedo. Ao chegar, disse: "Te vi na televisão"! Eu desconversei: "Seu vestido é lindo". "É de flores", respondeu Bela. Logo no início da consulta, ela me avisou: "Não gosto de injeção". A consulta transcorreu com a Bela interagindo, me contando coisas, pedindo abaixadores de língua coloridos, depois me dando alguns, para retomá-los a seguir. Quando perguntei se poderia examiná-la, subiu sozinha na maca e aguardou o momento de que mais gosta: ser medida. Me contou da viagem que iria fazer, do Hulk vermelho que ganhou, de como ela mora em um andar alto que mais parece uma torre. Eu disse que era a torrc da princesa e ela, com olhar pensativo, disse apenas: "É"!

O leitor deve estar se perguntando: mas o que foi que a Bela disse que me fez saber o que escrever a respeito do ano novo. Ela não disse nada! Ela me mostrou tudo! Ela me mostrou que, para as crianças, o ano novo acontece todos os dias. Os sonhos por se realizar povoam suas cabeças e tudo é possível para elas. Me mostrou que, sem pudores culturais ou sociais, a espontaneidade brota de uma forma genuína e deliciosa. Ao brincar com a régua de medir crianças ou subir fascinada na balança, confirmou que tudo pode ser o que é e outra coisa, lúdica, ao mesmo tempo. Não há necessidade de classificações rígidas, imutáveis, engessando o mundo. Ao falar de si, da cor dos seus olhos, do vestido, do Hulk, me dizia o tempo todo: eu gosto de mim e me sinto muito bem e segura! Enquanto eu explicava a prescrição para os pais, Bela continuava conversando, falando de cores, desenhos, objetos que tinha em casa, e um tema engrenava no outro com uma fluidez admirável. Finalmente, ao ir embora, me ofereceu um beijo e um abraço muito forte. Nenhuma vergonha ou inibição em demonstrar o seu afeto.

Então, o que Bela me mostrou é que, se formos atentos e observarmos carinhosamente nossos filhos, não só lhes ensinaremos coisas fundamentais para a vida, mas poderemos aprender com eles a resgatar aspectos que a maturidade e os compromissos sociais nos fazem esquecer ou ocultar sob um manto de vergonha.

Desejo a todos os pais que possam, através dos filhos, celebrar a vida todos os dias e não só em datas convencionadas. Que possamos ser espontâneos, sonhadores, brincalhões, alegres, criativos, seguros de nós mesmos, desengessando (existe isso?) o cotidiano de códigos e classificações rígidas.

Finalmente e, principalmente, que possamos, como a Bela fez, beijar e abraçar as pessoas de que gostamos, sem pudor, sem receio, sem esperar os dias "certos".

Quando a realidade desafia as "regras científicas"

Sou crítico com regras que têm um jeitão de coisa científica. Essas regras acabam circulando como dogmas ou verdades absolutas. Quando não respeitadas, fariam com que as crianças irremediavelmente sofressem graves consequências e os pais morressem de culpa.

Para começar, a expressão "regras científicas" constitui um paradoxo. A expressão reúne duas palavras que se opõem: regra e ciência. Ciência, por definição, não tem regras. A ciência é o melhor conhecimento possível naquele momento. O conhecimento científico é mutável, evolui. Quando um suposto conhecimento se torna imutável, fixo, deixa de ser científico e passa a ser uma crença ou convicção. Nada errado em termos de crenças e convicções. Todos nós, de um modo ou de outro, enxergamos o mundo de uma forma que vai ser a base de nossas crenças e convicções. O problema é quando estas se apresentam revestidas de um fino verniz de "científico" para lhes dar mais credibilidade. Isso é fraude! Vou dar alguns exemplos no mundo da pediatria, usando perguntas que os pais frequentemente fazem.

Doutor, quando é que ele pode sair de casa? Esta pergunta, habitualmente, é feita por pais de bebês pequenos, na primeira ou segunda visita ao consultório. Costumo responder: "Ele veio aqui hoje?". Os pais ficam um pouco assustados e, em geral, riem quando falamos de um túnel invisível de proteção bacteriológica que liga a casa da família ao consultório do pediatra. Muitas vezes, essa pergunta é associada às vacinas. Mas ele ainda não começou as vacinas! De fato, além de o bebê ter alguma imunidade transferida pela mãe, se fôssemos esperar a vacinação produzir a plena proteção, uma criança só deveria sair de casa por volta dos 15 meses. Qualquer um lendo isso balançará a cabeça: que absurdo! Pois bem, há vacinas que só são dadas a partir do primeiro ano de vida e nem por isso os pais têm dúvidas a respeito de sair na rua com seus bebês de meses.

Mas vamos ser mais radicais e ver o exemplo dos finlandeses e de outros países nórdicos onde é normal e faz parte da forma saudável de criar filhos deixar os bebês dormindo do lado de fora da casa, em temperaturas bem abaixo de zero! Essa prática começou nos anos 40, porque a alta mortalidade infantil nesses países era atribuída à qualidade do ar do interior das casas. Hoje, mesmo com a qualidade do ar sendo boa, ainda há algumas evidências (lá deles) de que a prática seja benéfica aos bebês, com a ressalva de que devem estar agasalhados. Não vamos discutir se é bom ou ruim coloca-lo para dormir em temperaturas abaixo de zero. Vamos pensar no choque que nos produziu alguém fazer algo tão diferente de nós. Será que um bebê finlandês tem células diferentes das de um bebê brasileiro? Ou será que nossas "regras" são fruto mais de tradição e cultura do que de evidências científicas?

Outra pergunta interessante é com relação à introdução de alimentos. Os pais, em geral, perguntam: "Vamos começar com frutas, não é? Quais podemos dar?". Esta pergunta faz supor que o pediatra tenha um conhecimento científico que justifique a escolha da fruta A ou a restrição à fruta B. No Japão, a primeira refeição de um bebê, por volta dos 4 a 6 meses, se chama *okuizome* (primeira refeição). É um ritual familiar em que a criança é apresentada ao peixe, ao arroz papa, ao polvo, aos vegetais condimentados e... a umas pedrinhas para ela morder porque isso promove a dentição. Não tem banana, maçã e pera nessa primeira introdução de alimentos para bebês japoneses.

Dirão que fui buscar um exemplo extremo. No Kenya, o primeiro alimento é um purê de batata-doce; na Índia, um prato chamado *khichdi*, que consiste em arroz, lentilhas e legumes temperados com cumim, coentro, hortelã e canela. Isso, para um bebê de 6 meses. Na Suécia, o primeiro prato se chama *välling*, preparado à base de cereal (trigo), frutas, óleo de canola, óleo de palma (nosso azeite de dendê!) e leite em pó. Será que os bebês apresentam um aparelho digestivo diferente de acordo com a sua nacionalidade ou nossas "regras" são baseadas na economia, cada país oferecendo o que tem em maior abundância ou facilidade de se encontrar? Onde ficam aqueles cardápios "científicos" para bebês em que se estabelece que agora pode isso, mas é melhor esperar para dar aquilo? E o que dizer de cursos de nutrição para as mães dos bebês?

Como todos temos interesse no pleno desenvolvimento do potencial de nossos filhos, sempre surge alguma pergunta relacionada ao brinquedo mais indicado. Brincar é uma atividade fundamental para o desenvolvimento da criança. É através do brincar que ela aprende a respeito do mundo, da sua identidade, desenvolvendo habilidades psicomotoras, além de explorar causa e efeito. O brincar é tão importante para as crianças quanto o carinho, a alimentação e o sono. Não é um intervalo de diversão na vida das crianças, é parte fundamental desta. Aliás, pessoalmente, também acho que é parte fundamental da vida dos adultos, porque contribui para o estabelecimento de vínculos sociais e afetivos, nos fazendo viver de forma mais prazerosa. Portanto, crianças brincam há milênios com os mais diversos brinquedos.

Hoje, dependendo da cultura e dos recursos familiares, crianças da mesma idade brincam com brinquedos diferentes. Não há nenhum brinquedo que seja "cientificamente" melhor do que outro. E, se julgarmos que a tecnologia é uma aliada no processo do desenvolvimento através do brincar, o que pode até ser verdade, é importante lembrar que Michelangelo nunca brincou com um iPad, Einstein nem sonhava com um computador e Shakespeare não tinha a menor ideia do que seria um smartphone. Certamente brincaram, e muito bem, quando crianças, haja vista a genial criatividade quando adultos.

O brinquedo deve provocar a criatividade da criança e não sua reatividade. Reagir apertando um botão para ver uma estrela aparecer na tela é interessante. Mas criar um caminhão com uma embalagem de ovos é bem diferente. Da próxima vez que alguém lhe sugerir um brinquedo que definitivamente desenvolva a capacidade, digamos, de pensamento matemático da criança, pergunte se Isaac Newton brincou com o sugerido! Essa pergunta vale para todas as áreas que o brinquedo se proponha a desenvolver. Basta escolher qualquer pessoa de reconhecido talento nessa área, que tenha nascido antes de 1970, e perguntar se usou o tal fantástico brinquedo.

A realidade demole regras pseudocientíficas; nos mostra que não há necessidade de nos qualificarmos, fazermos cursos, contratarmos especialistas (incluindo pediatras) para nos ensinar o que já sabemos. Onde não há conhecimento científico estabelecido, vale a cultura, os valores familiares e pessoais, a ousadia de cada família para criar, modificar e seguir as suas próprias regras. Cuidar de filhos não exige mestrado nem doutorado. Exige afeto e plena confiança nos seus sentimentos. É muito mais jazz (improviso) do que música clássica (partitura).

Família S.A.

Cultura é o conjunto de comportamentos de uma determinada população em uma época, definição simplista, portanto, incompleta e superficial. Mas seu uso é apenas para esta reflexão, sem pretensão mais profunda ou complexa.

Em geral, pensamos em cultura como algo externo a nós; algo que aconteceu no passado, seja uma manifestação artística ou até um padrão de comportamento de outro lugar, sem ser o que vivemos. Dificilmente nos percebemos como participantes da cultura. Mas, se cultura é o conjunto de comportamentos, os meus obrigatoriamente estão inseridos ou influenciados por ela. Alguns exemplos de como a cultura, até certo ponto, nos modela: hoje se fuma menos do que há alguns anos. Não só houve uma divulgação maciça dos malefícios do fumo, como os não fumantes se tornaram mais intolerantes com os fumantes. Em contrapartida, comemos mais fast food do que nunca.

A saúde virou item de consumo e há uma pressão para que nos exercitemos. Em alguns momentos, a tecnologia contribui para a introdução de novos hábitos que, ao se tornarem rotineiros, se integram à cultura. A luz elétrica permitiu que nossos dias acordados fossem mais longos. Com isso, ganhamos lazer, diversão, trabalho e perdemos sono. A pílula anticoncepcional não mudou a libido das mulheres, apenas fez com que o medo da gravidez, que moderava o comportamento feminino, fosse superado. A informática nos conectou 24 horas por dia, sete dias na semana. Compramos livros às três da manhã, como se sempre tivesse sido a coisa mais natural do planeta. Poderia recorrer a muitos outros exemplos de como a cultura está dentro das nossas vidas, determinando comportamentos que consideramos naturais. Cultura não é aquela coisa de museu. Cultura é a vida que levamos, todos os dias.

Com a Revolução Industrial, surgiu a necessidade de desenvolvermos mecanismos para controlar e garantir a qualidade, a lucratividade e a sustentabilidade das empresas. Nascia a administração de empresas com uma série de ferramentas indispensáveis. Estas foram se sofisticando à medida que a tecnologia permitia mais velocidade e complexidade (já houve época em que uma HP12C era a principal ferramenta do gestor) no processo de coleta de dados e tomada de decisões. O mundo percebeu a enorme vantagem de negócios bem administrados: lucro assegurando crescimento, inovação e mais empregos. Planilhas Excel e Powerpoint passaram a fazer parte da vida do gestor. Eficiência, eficácia e um mundo de palavras em inglês foram incorporadas à vida cotidiana: *downsizing, outsourcing, P&L, ebitda, team building, deliver, mission, vision, values* e por aí vai.

Até aqui tudo bem. A questão é quando uma determinada prática desenvolvida para um cenário se esparrama e ocupa a vida, sem nos darmos conta. Ou, pior, nos damos conta e achamos que isso é bom. Famílias passaram a responder à lógica dos negócios, se parecendo com empresas. Os pais fazem o equivalente a um *business plan*, definindo o momento ótimo de ter o primeiro filho. Este, nascerá de parto cesáreo numa sexta à tarde, o que permitirá ao pai estar presente sem perder a reunião de diretoria. A mãe e o bebê terão alta no domingo. Logística perfeita. Quando o bebê nascer, mãe e pai já terão feito uma análise das diversas formas de cuidar de um bebê e terão optado por um dos diversos métodos disponíveis em livros e, sobretudo, na internet. Antes do nascimento, já terão escolhido escolas, baseada na melhor relação custo-benefício de aprovação no vestibular.

O bebê chega em casa e, infelizmente, não fez a Harvard School of Business. Ele ainda não sabe desse mundo eficiente, competitivo, meritocrata, onde o empreendedorismo é premiado. Ele sabe mamar, chorar e fazer cocô. Não necessariamente nessa ordem. Não necessariamente em ordem alguma. Por mais que os pais coloquem as mamadas e trocas de fralda em aplicativos de previsão, nada parece funcionar. Um recém-nascido é um rebelde por natureza, se parecendo mais com a meteorologia (imprevisível) do que com o *budget forecast*!

Os pais entram em pânico e resolvem terceirizar o cuidado para quem sabe. O princípio da expertise, da especialização, entra em cena. Uma babá experiente é do que precisam. Melhor ainda se a babá se apresentar com um cartão de visitas que diz: enfermeira. Algo como você ser recebido pelo gerente do banco cujo título é vice-presidente de relacionamento pessoal! Os pais acreditam que aquela empresa (Enfermeira S.A.) tem o know-how necessário para cuidar do bebê. Afinal, Enfermeira S.A. está no mercado há tantos anos, certamente sabe mais de bebês do que eles, pais de primeira viagem. Claro que ela sabe mais de bebês, no plural, mas não sabe nada sobre aquele bebê singular.

Os fins de semana são planejados em função de melhor otimização do tempo. Não há tempo a perder, nunca. Viagens são feitas de acordo com a melhor época para fazer compras, rentabilizando cada centavo. Informática e eletrônica são oferecidas à criança para que se familiarize com o mundo e possa se tornar competitiva. Livros e sucata doméstica são coisas ultrapassadas, uma perda de tempo.

À medida que a criança cresce, passa a ter agenda de executivo. Escola todas as manhãs, tênis às segundas e quartas, judô ou balé às terças e quintas, inglês às quartas e sextas e pelo menos uma atividade para o desenvolvimento das habilidades mentais e de cálculo. O mundo é assim, gostemos ou não, suspiram os pais, orgulhosos.

E assim segue a Família S.A., sem se dar conta de quanto a cultura empresarial invadiu a vida privada de todos nós. É claro que planejar é preciso. Assim como controlar o orçamento doméstico e fazer escolhas a respeito de escolas e atividades. É óbvio que a tecnologia é um enorme avanço e faz parte da vida, incluindo a das crianças. Mas Família S.A. não tem algo fundamental para o desenvolvimento do ser humano: vínculo e afeto.

Vínculo e afeto acontecem quando a lógica não é a da performance, das metas e dos resultados. A lógica é do relacionamento. Relacionamento é lento. Relacionamento é difícil, exigindo respeito à individualidade do outro. Relacionamento é colocar limites e elogiar. Relacionamento é emocionar-se, rir e chorar junto. Relacionamento é ilógico e irracional, às vezes. Como sentar junto, em silêncio, e ambos olharem na mesma direção.

Na vida em família significa aprender com o bebê, confiando no que sabemos como humanos. Se traduz em sentar para ler um livro, sem pressa, ou brincar deitado no chão com uma caixa de ovos vazia e um barbante. Jantar juntos, sem TV ligada, sem celular: conversando. Perguntar sobre a escola, cobrando performance, mas querendo saber se está feliz. Mudar um plano porque algo mudou, inesperadamente.

Família não é meta a ser atingida, é prazer a ser vivido. Sejamos eficientérrimos nos nossos trabalhos. Na família, sejamos amorosos.

Pediatria invasiva

Pediatria invasiva? O que será isso? Procedimentos invasivos e cirurgia invasiva são termos mais comuns e conhecidos. O que seria a pediatria invasiva, ao menos a que eu gostaria de comentar? Seria a pediatria que cuida de crianças graves e precisa fazer uso de procedimentos invasivos, necessários em cuidados intensivos? Esta é uma pediatria invasiva desejável, diante de uma situação crítica. O que abordo aqui é sobre uma pediatria que invade um território que não lhe pertence e, ao fazê-lo, se coloca como a legítima ocupante desse espaço, como se invasão sequer tivesse havido.

Falo da invasão da pediatria pelo território dos saberes da saúde e, principalmente, dos cuidados com as crianças. Usando o humor, gostaria dc chamar a atenção dos pais sobre a "eleição" de alguns como detendo um conhecimento especial, inacessível aos demais. Se elegermos o pediatra (ou outro profissional) detentor de um conhecimento que não temos, abrimos a fronteira para o invasor. Este, treinado para pensar a partir de uma lógica da doença, ocupa esse espaço, sem se dar conta, julgando que é o legítimo "proprietário" do terreno.

Vamos simplificar a conversa? Toda vez que perguntarem algo para o seu pediatra, após ouvirem a resposta, complementem com outra pergunta: "Doutor, em que curso da faculdade de medicina lhe ensinaram isso?". Ou: "Em que publicação científica leu isso?". Seguem alguns exemplos simples e frequentes de perguntas cujas respostas nós, pediatras, damos a partir de um saber de observar, tão bom quanto o de avós, pais e amigos que também já observaram crianças, mas que parece ser um conhecimento científico:

– Posso dar banho no bebê à noite?
– Quantos minutos devo esperar com o bebê no colo até ele arrotar?
– É melhor ventilador ou ar-condicionado?
– Que alimentos eu posso introduzir agora que meu filho tem 8 meses?
– Com que idade um bebê pode sair na rua?
– Meu filho está fazendo muita pirraça. Como agir?
– A que horas meu filho deve ir para a cama?

Poderia fazer uma lista realmente longa de perguntas que, frequentemente, são dirigidas aos pediatras, como se estes tivessem um conhecimento científico a respeito e pudessem dar respostas "certas". Na origem dessa delegação de saber, identifico algumas causas.

A primeira é que o saber científico se tornou hegemônico. Isto é, temos praticamente como certo que, se o conhecimento não vem da ciência, não tem valor. Ora, a ciência é algo com não mais de 500 anos e o *homo sapiens* está na terra há cerca de 160 mil anos. Portanto, o conhecimento não científico acumulado ao longo de milênios foi capaz de nos trazer até aqui. Sou defensor ferrenho do conhecimento científico, mas é preciso reconhecer que nem tudo é ciência. Aliás, a própria ciência começa com uma curiosidade ingênua, não estruturada, não inserida em métodos. Mas, como nossa cultura passou a considerar esse conhecimento (científico) como o único válido, o que vemos é uma proliferação de declarações baseadas em pseudociência.

Pseudociência é a apresentação de um fato, recheado de números e estatísticas, como se fosse método científico. Como poucos de nós estamos afeitos ao que seja o rigor do método científico, bastam números e alguns gráficos para validarmos o conhecimento como científico. Resumindo e concluindo: o conhecimento científico (verdadeiro) é fundamental, mas não é o único que nos faz compreender e, principalmente, agir no mundo. É preciso resgatar o valor de outros saberes baseados na observação, experimentação pessoal e emoção. Se o único saber válido é o científico, olhamos para o pediatra como sendo o detentor (não é) desse conhecimento especializado.

A segunda causa, talvez consequência da primeira, é que deixamos de ousar aprender. Ousar aprender significa nos apropriarmos desse processo, questionando, criticando, experimentando, validando o conhecimento. Estamos imprensados entre a noção de que não sabemos nada (só quem tem conhecimento científico sabe) e um modo de aprender baseado no modelo escolar de fazer prova. Aprender para passar na prova e não para adquirir o conhecimento! Se nos lembrarmos dos mais de 160 mil anos de conhecimentos acumulados sem ciência e sem provas escolares, talvez nos sintamos encorajados a ousar um pouco e testar, do mesmo modo que nossos antepassados fizeram (e deu certo).

A terceira causa seria o custo da ousadia. Nos tornamos reféns de uma cultura de performance, eficiência e resultados. É preciso ser excelente em tudo o que fazemos. Qualquer coisa menos do que isso é sinônimo de fracasso. Num contexto como esse, ousar e, certamente, errar algumas vezes não é algo fácil. Melhor delegarmos para "quem entende", não nos arriscando à sensação de frustração (ou culpa) que um "erro" pode gerar em nós. Pais erram, sempre. Mas dificilmente erramos no essencial. Portanto, a ousadia de aprender com os filhos como devemos cuidar deles não os coloca em risco. Pelo contrário, lhes damos uma chance de serem tratados como únicos e não com uma receita "científica", aplicada a todos, sem distinção.

Finalmente, uma quarta e última causa (ao menos para este texto) seria um distanciamento afetivo ou o estabelecimento de relações com objetivos e metas. Afeto é a base do relacionamento humano. A razão ou racionalidade só nos fascina e encanta – é uma delícia ler ou ouvir uma pessoa inteligente ou brilhante – quando há afeto para formar o vínculo. Ora, o mundo da razão acabou nos convencendo de que afetos e emoções atrapalham mais do que ajudam. No entanto, não é preciso ser nenhum gênio para constatar que somos animais simbólicos, antes de sermos racionais. Olhamos para uma pessoa que não conhecemos e pensamos algo a seu respeito. Seja pela sua roupa, postura, aspecto etc. Sem que nenhum contato racional com a pessoa tenha sido estabelecido, já formamos uma opinião, a partir dos símbolos que captamos e interpretamos.

Daria outros exemplos, como o de olharmos para um bebê e sentirmos algo, antes de pensarmos. A racionalidade, característica fundamental do ser humano, não é melhor nem pior do que a emotividade, também um atributo humano essencial. Mas, em um mundo onde racionalidade inibe o afeto, como desenvolver um aprendizado ou conhecimento baseado em emoções, sensações, experimentação sem "base científica"? Fica muito difícil; o mais fácil é terceirizar esse saber para quem identificamos como sendo dono de um conhecimento que não temos (mas poderíamos ter).

A síntese do que escrevi poderia caber em uma frase: pais, vocês sabem muito mais da saúde e cuidados dos filhos do que imaginam e podem aprender sempre, se forem ousados, sem medo de errar.

É isso, ou entregar o tesouro aos piratas!

Nova vacina pentavalente

Notícia divulgada na ilha-reino de Utopia revela que uma nova vacina pentavalente foi aprovada para uso em humanos: protege contra a obesidade, diabetes tipo 2, infarto agudo do miocárdio, acidente vascular cerebral e algumas formas de câncer. Os pesquisadores acreditam que possa ter um efeito protetor contra a hipertensão arterial, mas o órgão regulador ainda não aprovou sua comercialização como sendo uma vacina hexavalente. O ministro da Saúde de Utopia, Dr. Otimissimus, declarou: "Caminhamos rumo a uma vida sem doenças".

Utopia é uma ilha-reino que dá nome a um romance escrito em 1516, por Thomas More. Esta ilha teria sido inspirada nas descrições de Américo Vespúcio do que hoje conhecemos por Fernando de Noronha. Utopia foi um neologismo criado pelo autor, significando lugar nenhum. Era uma ilha-reino onde havia igualdade e justiça, portanto, só encontrável em lugar nenhum. Somente nessa Utopia poderíamos ter uma vacina pentavalente como a que descrevi no primeiro parágrafo.

O leitor deve estar confuso, com razão. Afinal de contas, existe essa tal vacina? Se não existe, por que essa história toda sobre Utopia? Aonde esse pediatra quer chegar?

Respondo por partes. A vacina não existe como vacina. Mas, se existisse, você a daria a seu filho? Não tenho a menor dúvida de que a resposta seria sim. Quem não gostaria de proteger o filho contra essas cinco ou seis doenças tão frequentes? Mas, se não existe a vacina, há o equivalente a uma vacina que pode proteger nossos filhos dessas doenças: hábitos de vida, alimentação, atividades físicas, sono regular, vida afetiva e um tempo para ficar quieto, pensando em nada. Simples, barato e eficiente.

Por que então não vemos mais gente aderindo e ensinando aos filhos um jeito de viver com prazer, que os proteja de doenças comuns e frequentes? Por que somente em um lugar idealizado, como Utopia, as pessoas se comportariam de forma a obter vantagens no longo prazo em vez de facilidades no curto prazo? Isso responde à segunda pergunta de por que usei Utopia para começar o texto.

Gostaria de propor que pensássemos em por que não hesitaríamos em dar a tal nova vacina pentavalente e não aderimos nem ensinamos aos nossos filhos hábitos saudáveis de vida. A seguir, algumas ideias que poderiam explicar nosso comportamento:

1 - Vacinas representam bem a nossa cultura de hoje. Uma aplicação rápida, eficiência comprovada, um custo aceitável (seja pagando via impostos, seja na clínica privada) e o mais importante: assunto resolvido! Em uma cultura do rápido, do eficiente e de ticar checklists, nada como uma vacina.

2 - Vacinas encarnam o mito do moderno, fruto da pesquisa científica, e tudo que é moderno e científico é o melhor que se pode oferecer.

3 - Vacinas são práticas: exigem pouco ou nenhum envolvimento dos pais. Qualquer pessoa pode levar a criança para ser vacinada. Os pais se sentem cumpridores de um cuidado sem ter que se dedicar muito tempo a ele.

4 - Nenhuma criança gosta de tomar vacina, mas o tempo em que os pais precisam usar sua autoridade e impor que a vacina seja dada não passa de três a cinco minutos.

Hábitos de vida saudável são o oposto desses atributos que descrevi para as vacinas. Exigem um reforço (para ficar na linguagem das vacinas) diário. Portanto, é uma atitude trabalhosa, árdua e contínua. O assunto nunca está completamente resolvido e não pode ser ticado da checklist. Ou melhor, é ticado todos os dias e, no dia seguinte, está novamente na lista de pendências. Nada mais frustrante para quem, como nós, vive em uma cultura de eficácia gerencial extrapolada para a vida. Algo que precisa ser cuidado todos os dias denuncia alguma incapacidade de resolver de uma vez o "problema". Mas hábitos de vida não são um problema a ser resolvido, e sim uma solução.

Hábitos saudáveis não apresentam o glamour da modernidade nem o mito do conhecimento científico como sendo a única forma de saber. O antigo é confundido com o ultrapassado. Nem tudo que é do passado deve ser considerado ultrapassado. Mas, francamente, não pensamos assim. Veja o exemplo da alimentação. Quanto mais se estuda, mais damos razão ao conhecimento dos nossos avós, que diziam que um prato saudável era um prato colorido. Mas, ao nosso redor, o que mais se vê são modismos e "modernidades" alimentares.

Hábitos saudáveis exigem um envolvimento enorme dos pais. Exigem uma realocação do que seria o meu tempo para o nosso tempo. Nosso sendo o tempo com a família, os filhos. Exigem que os pais também modifiquem comportamentos para serem exemplo, e aí reside uma das maiores barreiras para que nossos filhos possam aderir a um estilo de vida que funcione como uma vacina contra as doenças citadas.

Hábitos saudáveis dão mais trabalho porque a alimentação industrializada, de fácil acesso e preparo nem sempre é a mais adequada ou a melhor. A lei da gravidade é infinitamente mais forte no sofá em frente à televisão, nos prendendo lá, do que numa vida ao ar livre, com atividade física.

E, finalmente, hábitos saudáveis exigem que os pais se valham da sua autoridade de forma mais contínua e não só por alguns minutos. Limites bem colocados são fundamentais para que a "vacina" funcione. Não só é importante estimular o que deve ser feito, como traçar limites claros e rígidos com relação ao que não deve.

Dito dessa forma, parece uma tarefa impossível, utópica. Mas não ensinamos nossos filhos a escovarem os dentes todos os dias? Não os educamos para usarem cinto de segurança quando andam de carro? Aos poucos, não vamos criando o hábito do uso diário do protetor solar? Temos exemplos de bons hábitos introduzidos na nossa vida rotineira. Nem nos damos conta de que se trata de ações de prevenção.

Cabe a você, leitor, decidir se vai "vacinar" ou não seu filho com a nova pentavalente. Como não estamos em Utopia, por aqui ela se chama bons hábitos de vida. Quem ensinar seus filhos a adotá-los vai lhes dar não só mais anos de vida, como mais vida nesses anos.

He for She desde criança

Há temas recorrentes. Alguns porque apresentam diferentes aspectos, outros porque o assunto está em evidência, como no caso de uma doença ou lançamento de vacina. Mas há temas que voltam porque não se esgotam em si. Retomo a questão da (des)igualdade de gêneros, aproveitando o movimento He for She, das Nações Unidas. Trata-se de um movimento que convoca homens e meninos a participarem ativamente do que era assunto exclusivo das mulheres e, mais especificamente, das feministas. O óbvio foi percebido: acabar com a desigualdade de gêneros é bom para todos nós, não só para as mulheres. Se é bom para todos, exige a participação, o envolvimento e o comprometimento dos homens e dos meninos.

Escrevo sobre esse tema pela ótica do pediatra e o faço porque estou convencido de que as desigualdades de gênero somente serão reduzidas se os meninos de hoje se tornarem homens diferentes de nós, adultos. Talvez, alguns homens adultos reajam dizendo que já tratam as mulheres como iguais. Mas o fato é que, para qualquer indicador que se use, exceto longevidade, as mulheres aparecem em situação pior do que a dos homens. Recebem salários menores por trabalho igual. Homens sofrem violência cometida por mulheres, mas nada se compara com a que os homens produzem nelas. Seja violência física, sexual, moral ou psicológica. As estatísticas mundiais comprovam diferenças significativas nestes dois pontos fundamentais: remuneração e segurança.

Ao mesmo tempo que a sociedade valoriza a maternidade, não discutimos, em profundidade, o modelo de amparo que, como coletividade, desejamos dar à família de um recém-nascido. A licença-maternidade dura quatro meses, findos os quais a mulher volta ao trabalho. Na prática, o empregador percebe a mulher com um potencial custo e, não raro, entre um homem e uma mulher a ser contratado, opta pelo homem por uma razão de gênero (homens não engravidam). E, em casa, a mulher tem a sua segunda jornada de trabalho. Muitas vezes, para servir a um homem que chega cansadíssimo, se atirando em uma cadeira e querendo ser servido (e ela?).

Mas o que isso tem a ver com a pediatria ou as crianças? Nenhum de nós nasce com uma noção preconceituosa do que quer que seja. Nascemos sem discriminarmos gênero, cor, orientação sexual ou religião. Com o crescimento, tomamos conhecimento dos valores de nossos pais, nossas famílias, nosso bairro, nossa cidade e país. Esse conjunto de valores forma a nossa cultura. Somos modelados por sucessivas camadas de valores/cultura. Quando pensamos o que pensamos, não o fazemos de forma isenta ou neutra. Sequer temos consciência de quanto do que pensamos e acreditamos é fruto desse empilhado de valores. Só nos damos conta, talvez, quando viajamos para outra cidade ou país. Nesse momento, nos deparamos com seres humanos exatamente como nós, mas com hábitos e crenças muito diferentes. É uma revelação perturbadora descobrirmos que não há uma verdade única, um único modo certo de se agir e proceder.

Portanto, é exatamente com as crianças que reforçamos estereótipos, rótulos, estigmas ou não. Se repetirmos as afirmações preconceituosas que circulam por nosso meio com relação às mulheres, estamos contribuindo para que nossos filhos (homens e mulheres) passem a construir um modelo em que as afirmações ganham contorno de verdade. Se, além de falarmos, nos comportarmos de forma discriminatória, preconceituosa, por sermos modelos para nossos filhos, estes tenderão a reproduzir o que lhes foi mostrado por nossa forma de agir.

Vamos sair da teoria e da filosofia? Vamos para um teste rápido, tipo revista de futilidades? Assinale as seguintes afirmações como sendo falsas ou verdadeiras:

- Não fica bem um bebê menino usar roupa rosa.
- Meninos não devem brincar com bonecas.
- Meninos não podem calçar os sapatos de salto alto da mãe nem usar suas bijuterias. Os que fazem isso demonstram uma tendência para ser gay.
- Meninos não devem aprender a servir uma mesa ou ajudar na cozinha. Isso é coisa para as meninas.

- Imagine-se comentando sobre o pênis do seu filho, ainda pequeno. Seria capaz de dizer: esse vai ser macho, vai pegar todas!
- Agora, imagine-se comentando sobre a vulva da sua filha. Seria capaz de dizer: essa vai ser um mulherão, vai pegar todos!
- Você olha para as roupas das adolescentes com o mesmo nível de crítica que para a dos meninos.
- Mulher de minissaia e blusa decotada está pedindo para ser cantada.
- Você sabe que não é machista porque ajuda sua mulher nas tarefas da casa (já pensou que ajudar significa que a tarefa é dela? Dividir tarefas transforma algumas em nossas!).
- Meninos e meninas deveriam iniciar sua vida sexual na mesma idade.
- Você iria a um urologista mulher com o mesmo conforto que iria a um homem.
- Você fica constrangido de ser visto por um amigo fazendo as unhas. Se assinalar falso, vamos sofisticar a pergunta: e se for no salão da sua mulher?
- Você acha biquíni bonito, mas tem um limite para o tamanho. Pequeno demais é vulgar.
- Gorda não deveria usar biquíni (e gordo pode usar sunga?).
- Mulher mal-humorada ou irritada é sinônimo de mal-amada (e homens irritados e mal-humorados?).

E a última afirmação do teste:

- Mulher é assim mesmo!

Eu poderia continuar com a brincadeira, mas só queria provocar o leitor a pensar um pouco. Se você, homem que leu isso, é como eu, pertence a esta cultura, sendo absolutamente sincero, respondeu a várias dessas afirmações com o viés de quem tem algum preconceito ou discrimina o gênero feminino. Não é algo para nos sentirmos culpados. Como eu disse, não nascemos assim. Fomos modelados por uma cultura que nos faz ver a mulher dessa forma e nos comportamos coerentemente com a forma com que vemos a mulher. O primeiro passo é reconhecer essa situação. Nem sempre vamos poder mudar, mas podemos ficar mais atentos e perceber quando o preconceito entra em cena.

Mais importante: podemos e devemos oferecer ao nosso filho a possibilidade de perceber a mulher de um modo menos preconceituoso. Se conseguirmos isso, certamente será um homem feliz, tendo ao seu lado uma mulher com quem poderá dividir tarefas, funções, afetos e emoções. Um mundo onde não se discrimine a mulher será um mundo melhor. Para todos.

He for She começa no berçário!

Quando vou dormir de novo?

Imaginei escrever tão somente: "NUNCA!"

O argumento para o texto que seria o mais curto do livro é o de que, em cada etapa da vida de nossos filhos, sobrarão motivos para tirar nosso sono. Da demanda absoluta do bebê, passando pelas pirraças, os medos infantis de madrugada, as febres e tosses, a preocupação com o comportamento, a rebeldia juvenil, as notas na escola, os namoros e festas da adolescência, a escolha da profissão, o vestibular, o emprego, a escolha de uma companheira ou companheiro, o padrão de vida e, finalmente, os netos deixados na nossa casa para que os pais possam ter uma noite de sono: tudo conspira contra dormir de novo.

Este, porém, não é um texto carregado de pessimismo amargo, e sim de uma pitada de humor. Somente com algum humor poderemos encarar a realidade que se torna nossas vidas depois dos filhos. Mais especificamente a noite, quando tudo o que queremos é dormir direto, sem que um bebê lindo resolva, às 3h20 gargalhar, fazer barulhos e, finalmente, chorar de fome.

Ninguém vai encontrar fórmulas mágicas neste livro. Nesse capítulo (das fórmulas mágicas para dormir de novo), já conversei com o pai de um paciente, ele humorista, a respeito da escolha entre vodca e zolpidem (para os pais)! Como ele é humorista, não passou de uma piada feita por um pai com profundas olheiras. Ou seja: para quem chegou até aqui com a expectativa de encontrar uma receita infalível que lhe devolva o sono, sugiro que não continue a ler porque vou frustrá-lo.

Não ter fórmulas ou receitas não significa que não possamos pensar, juntos, a respeito. Começando pelo bebê. Precisamos entender que suas necessidades são específicas e especiais.

Algumas pessoas acreditam que um bebê seja uma folha em branco, sem genética, sem emoções, sem estar construindo uma identidade. Para estes, tudo não passa de uma questão de condicionamento. Se fizer isso, o bebê responde dessa forma. Se fizer aquilo, de outra. De fato, bebês e seres humanos respondem de acordo com estímulos. Um bom número de prisioneiros políticos, sob tortura, confessa o que for. Bebês, submetidos à tortura do condicionamento, deixados sozinhos, chorando, "aprendem" a dormir. Não dormem por aprendizado, mas por desesperança, desistência. É o que demonstram estudos que medem os níveis de cortisol (hormônio associado ao estresse) em bebês chorando e nos que "aprenderam" a dormir. Em ambos, o nível é elevado, demonstrando que, mesmo dormindo, continuam estressados. A pergunta é: como será a construção da identidade de um ser humano exposto ao que percebe como abandono, ainda sem ter como dar conta desse sentimento? Não é de surpreender a quantidade de adultos com personalidade psicótica convivendo conosco.

Portanto, nesse período, não dormir a noite toda é consequência de características humanas e do reflexo primitivo de não deixar um bebê chorando. Não digo com isso que tenhamos prazer ou alegria em acordar de madrugada para segurar um bebê no colo. Pelo contrário, podemos ter sentimentos impublicáveis, mas o reflexo não é o de virar de lado e tentar dormir, como faríamos com o barulho de uma festa na casa do vizinho. Levantamos nem que seja para ver se está tudo bem.

Dito isso, talvez nessa fase o que poderíamos fazer, na tentativa de voltar a dormir quando a criança for um pouco maior, é deixar o bebê dormir no seu próprio berço e, quanto antes (e se possível), no seu próprio quarto. Assim, quando chegar o momento de criar uma rotina para a criança dormir, ao redor de 1 ano, ela já terá a noção do seu berço e do seu quarto.

Outra atitude que pode nos ajudar a ter uma noite de sono é o estabelecimento de uma rotina da hora de dormir, a partir dos 8 ou 9 meses. Definir e anunciar para a criança a hora de apagar as luzes ou deixar apenas uma pequena luz; ler ou cantar, evitando outras atividades nesse momento (que pode demorar). Também ajuda compreender que, nessa idade, a criança vai acordar, mais porque quer ter a certeza de onde estão seus pais e não por fome ou outra necessidade. Nessa idade, não há mais a urgência de atender a criança, como quando era bebê. Podemos esperar um pouco, apenas falar para que ouçam nossa voz, entrar no quarto, sem pegar a criança, fazer um carinho com a criança no berço. Bem diferente de um bebê.

Aqui, não se trata de condicionamento para dormir, mas de aprender a lidar com pequenas frustrações e desenvolver a capacidade de se autoconsolar. Nem sempre isso é fácil para os pais, habituados que estão a atender às necessidades de um bebê. Não só a questão do hábito, mas, para nós, amor é dar. É difícil compreender que demorar um pouco, retardar o atendimento à demanda da criança ou mesmo não atendê-la é uma forma de amor fundamental para o seu desenvolvimento. Mas é uma fase que ainda dá trabalho e talvez as noites não sejam de sono completo e reparador.

Quando a criança tem em torno de 2 anos, os pais podem (e devem) ser muito mais claros com os limites. Se passamos pelas etapas anteriores, é a hora de respeitar a rotina da hora de dormir e, sempre de forma carinhosa, dar à criança o espaço para "se virar sozinha". Isso pode significar ouvir um choro e não atender, excluindo quando suspeitarmos que a criança possa estar passando mal ou com algum desconforto físico.

Talvez, o mais importante seja os pais se darem conta de que a perfeição não existe. Se conseguirmos, passado o período da gravidez fora da barriga, aquele da dependência absoluta, retomaremos nossas vidas e estaremos ensinando aos nossos filhos duas coisas importantes: eles têm a vida deles, devendo cuidar dela, e não precisam ser perfeitos (o que dá um enorme alívio a qualquer um). Ser perfeito exclui o bom humor porque a perfeição, sendo inatingível, transforma qualquer possibilidade de sorriso em cobrança e culpa. Cobrança e culpa dificilmente têm graça. Por outro lado, pais humanos, limitados, imperfeitos, ganham como bônus o relaxamento do riso e o prazer do afeto.

E durma-se com um barulho desses!

E o pai?

Há um movimento crescente em torno da figura do pai na família. Volta e meia, surgem matérias sobre licença-paternidade em outros países, mostrando diferenças importantes na forma com que a sociedade encara o papel do pai na formação dos filhos e até a dos filhos no afeto dos pais. Os pais no Brasil, com frequência, assistem ao nascimento dos filhos. Muitos acompanham as mulheres nas consultas de pré-natal e nas primeiras idas ao pediatra.

Pais são bem-vindos em cursos que pretendem ensinar o que já sabemos, não sendo mais exclusivos para a mulher. Assim, a figura do pai, de alguma forma, está presente quando se fala em filhos. Há até uma frase – não basta ser pai, é preciso participar – que sintetiza o que vem ocorrendo. Não gosto dessa frase porque o pai não é um participante (tomar parte em), mas protagonista (papel de destaque num acontecimento). É uma sutil, porém, importante diferença. Voltarei a ela adiante.

Uma das características do ser humano é considerar que o mundo sempre foi como nós o percebemos. Para sermos justos, não exatamente igual, porque, afinal de contas, somos capazes de reconhecer o progresso tecnológico e algumas mudanças culturais. Mas não faz parte do nosso "chip mental" recuar muito mais do que 500, 600 anos. Eventualmente, alguns que gostam de história são capazes de imaginar o mundo dos gregos, em torno de 2.500 anos atrás. Um tempão! Considerando que estamos por aqui há algo como 160 mil anos, vamos convir que 2.500 anos é muito pouco.

O que a perspectiva histórica tem a ver com o papel do pai? Tudo. O que entendemos como papel do pai é fruto de um modelo de organização social baseado no trabalho, na noção de propriedade privada, na instituição do casamento etc. O que pensamos como modelo do pai é o de nossos bisavôs, seguidos dos avôs e dos nossos pais: homens que trabalhavam gerando o sustento da família, enquanto as mulheres se incumbiam da administração da casa e dos filhos. Esse é provavelmente o modelo que sempre existiu, desde que o homem passou a viver em cidades. A ruína mais antiga do que seria uma cidade é de aproximadamente nove mil anos. E, antes disso, como vivemos durante 160 mil anos? Muito provavelmente em pequenas comunidades, tribos ou bandos.

Agora, vamos fazer um exercício de ficção no passado. Como seria o papel do pai em um cenário como esse? A primeira pergunta é se haveria um pai. Pode ser que sim, pode ser qWue não. Mas, provavelmente, o bebê era cuidado pelo grupo. Mulheres e homens se envolveriam com o cuidar das crianças. No mínimo, porque haveria uma proximidade física, uma intimidade e uma ausência completa de compromissos profissionais, reuniões e viagens de negócios. Os homens deveriam prover o grupo com a caça e a defesa da comunidade. O restante do tempo era de convívio. Isso é uma ficção porque não sou historiador nem antropólogo. Mas pensar que algo assim ou próximo a isso aconteceu por uns 160 mil anos e nós nem conseguimos imaginar é espantoso. Pensamos que o relógio, o compromisso profissional, o salário e as contas a pagar sempre fizeram parte da nossa história, chegando a se confundir com a nossa natureza. Ser pai era algo que não exigia nenhuma reflexão, nenhum auxílio ou benefício social, nenhum curso, nenhuma teoria psicanalítica ou filosófica. Ser pai era algo que acontecia com a naturalidade da natureza (não resisti ao pleonasmo).

Mas vivemos em um mundo que não é e nunca mais será aquele. No cenário de hoje, o que é ser pai ou o que queremos para o nosso papel de pais? Vivemos em cidades, nos organizamos socialmente em torno da família e a caça contemporânea não é a de voltar para casa com um animal nas costas, mas com dinheiro no bolso, fruto do trabalho. Como conciliar essas necessidades reais com o desenvolvimento de nossos filhos?

De uma maneira superficial e simplista, vejo dois cenários: o primeiro é o social. Em vez de nos afastarmos das discussões sobre licença-paternidade, ofertas de creches e todas as questões relacionadas à rede de amparo social que podem ser estabelecidas, proponho nos aprofundarmos para além de preconceitos ou visões dogmáticas. Não estou defendendo que se ofereça isto ou aquilo como benefício ou serviço; apenas que temos ou podemos ter a responsabilidade de discutirmos que sociedade queremos. O que consideramos moralmente aceitável e o que é viável de ser feito. Sem nos aprofundarmos nisso, delegamos para outros que pensem e tomem as iniciativas que, não necessariamente, serão as que preferimos. Portanto, se vivemos em uma polis, não há como não ser um ser político. Ser político não significa ter um partido ou uma convicção filosófica (liberal, capitalista, socialista, anarquista, monarquista, parlamentarista etc.), mas compreender a importância de investir parte do seu tempo individual para pensar o coletivo, agindo coerentemente.

O segundo cenário é o individual. Retomo a brincadeira do início. Não basta participar, é preciso protagonizar. Quem participa é alguém que está ali enquanto as coisas acontecem. É alguém que se coloca na posição de ajudar, contribuir e colaborar. Ora, quem ajuda está ajudando o outro a fazer o que é obrigação desse outro. Eu ajudo com os filhos levando na escola. Eu ajudo trocando as fraldas. Quem protagoniza é alguém a quem cabe fazer. O pai protagonista tem a plena consciência de sua relevância e não delega o que é função dele. É um pai que usa o "chip" histórico que temos, ainda que meio desligado. Mesmo que o ato seja parecido (levar na escola, trocar as fraldas etc.), a postura é diferente. O pai protagonista quer fazer essas funções porque lhe pertencem e não as faz para "ajudar" ou "aliviar" a mãe. Isso não impede que um protagonista também possa ser um participante e ajude a mãe em determinados momentos.

Alguns pais poderão dizer: mas se eu levo na escola, troco as fraldas ou dou de comer, não faz a menor diferença se sou protagonista ou participante. A diferença é enorme. É a diferença de você estar na plateia ou no palco de um show. Na plateia, você participa, aplaude, pula, dança, canta etc. No palco, você faz o show. O show é seu.

Mas tenho uma suspeita: nós, homens (não todos), temos alguma dificuldade com o que não é racional e lógico. Ficamos embaraçados com o que é emocional e simbólico. Participar nos deixa suficientemente perto do afeto para sentirmos o seu gostinho, mas, ao mesmo tempo, o tanto de longe que precisamos para não ficarmos sem jeito ou sem graça. Protagonizar é correr o risco de se deixar afetar. Talvez por isso, nós sejamos bons participantes. É hora de percebermos que estamos de fora do melhor da festa: o afeto! Filhos dão muito trabalho, sem dúvida. Dão muito prazer também. Mas, se formos protagonistas, nos darão algo indescritível. Algo que mães conseguem viver sem ficarem confusas ou enroladas: amor.

Manifesto marxista!

Calma! Resolvi escrever um manifesto marxista. Mas é um manifesto groucho-marxista! Nada a ver com ou outro Marx, o Karl, filósofo alemão. Groucho Marx foi um humorista americano do século passado, dono de um humor demolidor, iconoclasta, capaz de rir de si próprio com a causticidade com que tratava dos outros, dos costumes e da cultura. Dentre suas sacadas geniais, escolhi duas, para que os leitores que ainda não tiveram a oportunidade de conhecê-lo (o Groucho!) entendam um pouco de humor. "Não posso ser sócio de um clube que me aceite" é uma frase clássica dele. Ao mesmo tempo que ri de si, critica clubes com rígidos critérios de admissão. "Pretendo viver para sempre, ou, pelo menos, morrer tentando" mostra bem o seu humor inteligente e criativo.

Estava pensando em como tratar de temas com os quais tenho contato no consultório – vários deles já apresentados em textos deste livro – e imaginei uma fórmula na qual coisas sérias poderiam ser abordadas com humor. Para começar, me veio a imagem do Groucho e pensei em escrever um manifesto marxista. Como todo manifesto, começa com uma exortação:

MÃES E PAIS DO MUNDO, UNI-VOS!

Uni-vos contra:

Os cursinhos que ensinam o que já sabemos

Há uma onda de cursos para tudo que se possa imaginar. Curso para grávidas, para pais, para os cuidados com os bebês, para a amamentação. Cursos que ensinam como tornar seu bebê mais relaxado, sem cólicas e mais feliz. Cursos que lembram aqueles anúncios de cartomantes que trazem a pessoa amada em três dias: ensine seu bebê de 1 mês a dormir! A lista de cursos é interminável e a criatividade me impressiona. Eu me pergunto como a humanidade chegou até este ponto, atravessando mais de 160 mil anos, sem fazer um cursinho sequer? Das duas, uma: a partir do momento em que alguém resolveu ganhar dinheiro com esses cursos tivemos um ataque de amnésia completo ou nosso software de seres humanos continua operando muito bem, obrigado, e temos um conhecimento intuitivo, natural, inerente à nossa espécie e à capacidade de nos perpetuarmos, que dispensa cursos, aplicativos e livros que tentem nos ensinar o que já sabemos.

A medicalização da vida

Vivemos tempos curiosos em que quase tudo que acontece merece uma opinião ou comentário médico. A medicina deixou de ser uma profissão da privacidade das pessoas para se tornar uma palpiteira pública sobre nossas vidas. O que não percebemos é que o que parece ser informação (e muitas vezes é) se torna um saber exclusivo do médico. Ele detém um conhecimento especial ao qual os demais não têm acesso. Se só o médico tem esse saber, dependo dele para tomar decisões. Ora, um sem-número de decisões a respeito da saúde não depende de um saber médico, mesmo porque o conhecimento sobre a saúde é muito mais amplo do que está incluído no curso de medicina (que, por sinal, ensina muito sobre doenças e pouco sobre saúde). Portanto, perguntar ao pediatra se ar-condicionado é melhor do que ventilador é uma dessas tantas informações que não estão incluídas no curso do médico. Mas ele vai responder com ar de ciência! Poderia listar centenas de perguntas que o médico não deveria responder ou, se respondesse, deveria dizer: "Não sei isso, melhor você experimentar e ver o que acontece". Medicalizar a vida retira de cada um de nós a autonomia necessária para ousar e aprender.

A tirania da farmacologia

Se tudo na vida depender da opinião médica e se esse profissional aprendeu muito mais sobre doenças do que de saúde, aumentam muito as chances de medicamentos serem prescritos para tudo e qualquer coisa. Pior, nós mesmos, diante da ansiedade natural que o adoecer pode produzir, desejamos, ansiamos por um medicamento que cure e resolva, rapidamente. Claro que não sou favorável a que as pessoas fiquem doentes e sofram. Óbvio que não. Meu ponto é que a farmácia, muito mais do que ser uma loja de saúde em cápsulas, é um espaço de ilusão. Que queiramos nos iludir com soluções mágicas, é humano. Que nos apeguemos à crença de que para tudo que sentimos deve existir um medicamento, é natural. Agora, que o médico – que, em tese, deveria conhecer bem os medicamentos – faça um pacto conosco e nos prescreva o que não é necessário, isso não é humano. Isso é desonesto. Nem para tudo, infelizmente, há um remédio à venda. Resfriado é um bom exemplo. E só porque não tem um medicamento não significa que não exista um cuidar. Cuidar é muito mais do que dar um remédio. Sempre podemos cuidar de alguém doente. Nem sempre teremos um medicamento para oferecer.

Regras que escravizam

Muitas vezes, regras são necessárias e nos ajudam. No entanto, corremos o risco de nos tornarmos escravos de regras. Se o médico detém o saber, o que ele diz tem o peso de uma regra. Romper a regra pode envolver um risco enorme. Logo, sou obrigado a obedecer. Se sou obrigado, me tornei escravo. Não falo de diretrizes baseadas em evidências e com alguma comprovação epidemiológica como não fumar, se exercitar, comer de forma balanceada, manter o peso dentro de certos limites, aplicar vacinas etc. Falo de "regrinhas" sem nenhum fundamento ou evidência. E, nesse tópico, o médico não é o único vilão. A internet, os grupos e os fóruns vivem alardeando regras. Não coma isso, não passe aquilo, evite tal coisa. Ou o oposto: ofereça isso a seu filho, toque Mozart para desenvolver a inteligência etc. Algumas regras passam a ter uma força tão grande que ir contra gera culpa. Três grandes áreas das nossas vidas são povoadas de regras: alimentação, educação e desenvolvimento infantil. O que me chama a atenção é o fato de podermos encontrar regras radicalmente opostas para o mesmo assunto ou questão. Isso nos faz pensar que, se há tantas regras e muitas são conflitantes entre si, é porque não deve ter regra. Desconfiem de regras, sempre. Inclusive desta (homenagem ao Groucho). O antídoto para as regras é confiar no seu conhecimento, intuição e bom senso.

O modelo de gestão eficaz

As ferramentas e métodos do mundo dos negócios, ótimos para se ter sucesso no mundo dos negócios, atravessaram as paredes das fábricas e escritórios, se instalaram nas nossas casas, lazer e vida em geral. Ficamos condicionados a pensar em otimização do tempo, eficiência, entrega, metas, objetivos e resultados. Nossas viagens levam em conta a relação custo-benefício e escolhemos as escolas dos nossos filhos de 3 anos, analisando a taxa de aprovação no vestibular (daquele ano. Quem garante que vai se manter em 14 anos?) e um fluxo de caixa, concluindo que, sim, aquela escola é um bom investimento. Pausa. Lembrem que este é um manifesto groucho-marxista, portanto, exagerado, caricato, histriônico. Retomando. Ora, essas ferramentas que são fundamentais na gestão de uma empresa podem ser úteis em alguns aspectos de nossas vidas. Mas nossas famílias e vidas são bem mais do que uma empresa. Empresas devem captar e manter clientes lucrativos. Até onde sei, nenhuma família tem essa missão ou visão. Aliás, famílias não têm visão nem missão! Felizmente, nunca entrei em uma casa onde houvesse, na parede, um pôster com os seguintes dizeres: a nossa missão é sermos considerados a família mais bem-sucedida da cidade, de forma sustentável e ecologicamente correta. Famílias são redes de afeto em que a vida acontece. Famílias são vínculos de amor, nas quais a emoção flui. Bem diferente de uma empresa, suponho.

O que ganhamos se nos libertarmos dessas pequenas "prisões" que eu pintei com as cores do humor? Independência, autonomia, segurança para sermos criativos e ousados. Conquistamos o direito de sermos sujeitos de nossas vidas e de estimularmos nossos filhos a fazerem o mesmo.

A importância do humor

Claro que humor não combina com doença. Doença não tem a menor graça. Felizmente, crianças adoecem pouco. Nem por isso dão menos trabalho. Gostaria de propor que esse trabalho, que pode ser percebido como uma desgraça, passe a ter graça (humor). Para não ficar um ensaio teórico, sem graça (não resisti à brincadeira), vou contar a história de um casal que me procurou no consultório há alguns anos.

Recebo uma ligação de uma moça que recebeu indicação de meu nome para ser pediatra do filho que viria a nascer. Queria marcar uma entrevista, coisa que prontamente organizamos. Entrevista com pediatra, para quem não sabe, é aquela prova de avaliação completa que a futura mãe, acompanhada ou não do pai e/ou da avó, faz do médico. Por mais que disfarce, entra no consultório com olhos arregalados observando todos os detalhes. Da decoração à iluminação, passando pela organização e limpeza. Uma vez satisfeita a curiosidade, os olhos maternais pousam sobre o pediatra, que, meio sem jeito, tenta iniciar uma conversa. Olá, o que posso fazer por vocês? Ou alguma outra coisa do gênero.

Pois bem, ali estavam, na minha frente, Claudia e Allan. Não me lembro dos detalhes da conversa. Mas me chamou a atenção a profissão de ambos. De alguma forma, os dois eram humoristas profissionais. Nunca disse para eles o que vou revelar agora: que inveja! Ter como profissão cutucar o pensamento das pessoas fazendo com que riam e, idealmente, pensem. Mantive minha melhor cara de médico neutro, isento, e continuamos a conversa. Em dado momento, mais para o final da entrevista (prova!) me ocorreu uma pergunta "inteligente", "sensível": o que vocês esperam de um pediatra? Pronto, pensei, grande pergunta essa! Os dois se entreolharam, rindo. Allan se virou para mim e respondeu: se o pediatra não for pedófilo, já é um bom começo! Gostaria de ter visto a minha expressão naquele momento. Tentei manter um ar digno, mas devo ter ficado com cara de pateta mesmo, a tal ponto que o próprio Allan veio em meu socorro, complementando: precisamos de um pediatra que tenha bom humor. Ufa! Respirei aliviado e pensei: esses não sabem com quem estão se metendo.

O humor passeia por um território simbólico ou, dito de outra forma, irracional. Se pensarmos bem, uma piada, tira de cartum, charge ou paródia à luz de uma racionalidade lógica não tem a menor graça. Mas rimos. O que nos faz rir é uma conexão entre o que o autor ou narrador do episódio humorístico sugere e uma emoção que nos pertence. Nesse sentido, o humor funciona exatamente como uma obra de arte que nos toca. Burla os filtros racionais e vai direto ao lado menos visível de nós mesmos: nossos sentimentos. O humor que nos faz rir é uma revelação de sentimentos e emoções contidos em um sorriso ou gargalhada.

Ter filhos é um turbilhão de emoções e de sentimentos. Por mais que possamos buscar, através da leitura, de cursos preparatórios ou de formação de pais, o conhecimento que tranquiliza e dá a sensação de conseguirmos controlar com eficiência a situação, o nascimento de um filho demole esse edifício ilusório de "gestão" e nos coloca face a face com sentimentos inéditos. Mais do que inéditos: sentimentos intensos, fortíssimos e, não raro, contraditórios. Do espanto de um amor jamais sentido à impotência diante de um bebê que chora, passando pela irritação incontrolável que o cansaço dos primeiros dias gera e a descoberta surpreendente de que aquele bebê real tem apenas uma vaga semelhança com o idealizado enquanto estava na barriga da mãe.

Ao mesmo tempo que esses sentimentos vão surgindo, aos borbotões, o bebê demanda atenção prática, ação, iniciativa e tomada de decisões (será que é fome ou frio? Troco a fralda ou dou de mamar?). O bebê não tem dó dos pais, impedindo que o fiquem contemplando (exceto naqueles deliciosos momentos em que adormece) e usufruindo desse turbilhão de sensações. A vida dos pais é quase como uma esquizofrenia: sensações intensas e trabalho real (escravo?) 24 horas por dia, sete dias na semana.

Pintei um quadro com cores fortes e exageradas, mas verdadeiro para a maioria dos pais. Nesse cenário, a noção de desgraça pode se instalar com facilidade. Tudo passa a ser um problema, uma dificuldade, obstáculos quase intransponíveis. Prova disso é a pergunta, com suas variações, que os pais fazem aos seus próprios pais e aos pediatras: quando isso vai melhorar?

Pois bem, é nesse momento que o humor pode entrar em cena e minimizar o peso e o cansaço dessa maratona que parece não ter fim (como toda boa maratona). A capacidade que temos de rirmos de nós mesmos e do outro nos conecta com as emoções envolvidas no cuidar dos filhos. Nos tira um pouco do mundo lógico onde tudo precisa ter explicação, uma razão e, consequentemente, a possibilidade de ser compreendido e controlado. Essa visão de mundo serve para uma vida cotidiana rotineira, certamente para a vida corporativa ou profissional, mas não serve para os momentos das nossas vidas regidos pelas emoções, como o nascimento de um filho. Para esses momentos, é preciso que aprendamos a funcionar em outra dimensão, e o humor é a ponte até ela.

Para quem gosta de física, mal comparando, é como a física newtoniana e a física quântica. A primeira é lógica, organizada, nos permite medir e prever fenômenos com alguma precisão, nos dando conforto com a previsibilidade e segurança com a sensação de controle. A física quântica, igualmente científica, nos revela um mundo de incertezas (não se pode conhecer, ao mesmo tempo, a posição e a velocidade de uma partícula) e de ambiguidades que soam como totalmente ilógicas (a luz tanto pode ser uma onda, quanto uma partícula, depende do observador). A física quântica subverte a newtoniana, sendo que as duas convivem. Assim é o nascimento de um filho, uma subversão de tudo a que fomos ensinados a acreditar como sendo a única lógica possível (a da racionalidade) e a entrada em cena de um tsunami de emoções.

Proponho que o humor é o melhor veículo para nos levar a uma viagem por esse mundo de emoções de forma menos ameaçadora. Mais eficiente do que passarmos por ele a bordo de uma "Ferrari da lógica" ou uma "Mercedes da racionalidade". Nos momentos em que o desespero desejar se instalar, quando a sensação de impotência e incompetência se manifestarem, desliguemos por alguns instantes o racional e usemos o humor. Conversemos com o bebê de forma franca. Tão franca que um estranho vendo essa conversa tenha a certeza de que devamos ser internados em uma instituição psiquiátrica.

Façamos perguntas impublicáveis aos nossos filhos: por que você está fazendo isso comigo? O que foi que eu te fiz? Você acha que vai me levar à loucura? Já levou, pode parar! Enfim, essas perguntas podem ser feitas para si próprios ou para as companheiras/companheiros. A ideia é que o riso instalado reconecte as emoções, produzindo um pouco de paz. Onde há riso, há leveza e flexibilidade. Ao contrário, onde há somente racionalidade e lógica, se instala o rigor que significa dureza, firmeza. Todos nós sabemos que coisas duras, rígidas, quebram com mais facilidade do que as flexíveis. O humor nos protege da quebra e nos permite uma aproximação maior com nossas emoções, consequentemente com nosso bebê.

Passados dois anos do nascimento do Max, Claudia e Allan lançaram um livro no qual colocaram em tirinhas uma parte do humor com que enfrentaram esses duros dias inaugurais. Não com o intuito de fazerem os leitores descobrirem novas regras que os ajudem a entender e controlar situações, mas com o desejo que eles possam ser tocados pela coragem dessa família que optou por viver com humor (emoção) esses momentos. Essa coragem é uma que todos temos. Basta retirarmos uma capa racional ilusoriamente eficiente que nos cobre para que esse humor se revele; basta termos a coragem de rir, eventualmente chorar (literalmente) de rir, para que a vida com um bebê pequeno ganhe mais graça. O trabalho será o mesmo. A sensação, radicalmente diferente. O humor é uma aula do inesperado. Filhos, também!

Meus agradecimentos a Claudia, Allan e Max por terem me autorizado a contar sua história.

Doutor Google, o charlatão

Vamos começar usando uma das definições do Dicionário Houaiss para a palavra charlatão: "aquele que, por seus conhecimentos empíricos, se faz passar por médico". Claro que o Google, excelente ferramenta de busca, não se faz passar por nada ou ninguém. Usei um título provocador para chamar a atenção ao fato de que nós, usuários do Google, podemos incorrer no erro de atribuir a um conjunto de dados e informações a mesma qualidade ou importância de uma consulta médica.

Voltando à brincadeira do título, Doutor Google é um charlatão por uma razão muito simples: não é médico! Como é muito erudito e responde a qualquer pergunta com um volume enorme de informações, podemos pensar que possui as respostas para o problema que estamos pesquisando. Muitas respostas que aparecem no Google não possuem valor. São opiniões pessoais, sem nenhuma fundamentação científica, muitas vezes obscurantistas, preconceituosas ou carregadas de crenças e mitos. A publicação na internet é livre e qualquer pessoa pode escrever o que quiser, sem que precise comprovar ou ao menos assumir alguma responsabilidade. Por esse motivo, é fundamental se desenvolver uma capacidade de filtrar o que é informação de qualidade das que não possuem valor e só contribuem para confundir e gerar insegurança em quem as lê.

Mas, mesmo considerando as informações de sites confiáveis, que só publicam conteúdo cientificamente comprovado, o Doutor Google não é um bom médico. A medicina é uma prática dirigida ao indivíduo. O indivíduo, por definição, é único. Mais do que único, é um único que varia no tempo, de uma forma única. Ficou confuso? Por partes. Que somos únicos, me parece a parte fácil. Temos uma identidade física e emocional que é só nossa. Não existem dois iguais, nem gêmeos.

Agora vamos para a parte de que variamos no tempo. A variabilidade é a característica dos seres vivos. Só não variam os objetos inanimados, sem vida. Nossa trajetória, da fecundação à morte, é de variações permanentes. Por isso, o modelo do corpo como uma máquina é falso. Não somos máquinas porque estas apresentam pouca ou nenhuma variação. Nada em nós é constante ou se repete, apesar de, como humanos, buscarmos padrões e conseguirmos até identificarmos alguns. Mas, se fôssemos espetar uns eletrodos no nosso corpo, veríamos que temperatura, frequência cardíaca, pressão arterial, respiração, consumo calórico, atividade cerebral variam durante o dia. Isso sem falar no humor, oscilante, imprevisível. E o que dizer do processo de envelhecimento, outra forma de variação que os seres vivos apresentam? Envelhecer é mudar.

Me alonguei nesse aspecto da variabilidade para poder chegar aonde eu queria: nenhum ser humano é uma média ou um parâmetro "normal". Ainda que o médico necessite conhecer médias e parâmetros, estes precisam ser personalizados. Assim, a medicina não é uma ciência precisa. Se fosse, o Doutor Google poderia ser um bom médico. Bastaria eu lhe contar algumas coisas, ele procuraria em centenas de bancos de dados e acabaria me dando uma resposta. Isso seria o que chamamos de um excelente algoritmo. Se isso, então aquilo. Se aquilo, então aquilo outro, até que finalmente chegasse a um diagnóstico e tratamento. Mas o ser humano varia. Por isso, a medicina não é ciência exata. Na melhor das hipóteses, é uma prática que se baseia em conhecimentos científicos, mas que tem um aspecto de artesanato ou arte, na medida em que exige do médico sensibilidade, criatividade e capacidade de relativizar.

Por esse motivo, a consulta médica é um ato, até o presente momento, insubstituível. Por melhor que seja a internet, um site, um blog – e mais recentemente a inteligência artificial –, nada substitui a consulta médica porque se baseia em algo que não é possível no mundo virtual: a relação entre duas pessoas, ao vivo, presencial. Dessa relação nascem percepções, confiança e empatia, fundamentais para o diagnóstico e encaminhamento de um tratamento. Esse é o lado da arte na medicina. A medicina é ciência com arte. O Doutor Google, utilizando os melhores filtros do mundo, poderá, no máximo, nos dar notícias do que a ciência está falando a respeito de um determinado assunto, naquele momento. Jamais será capaz de nos dizer como aquele assunto se relaciona comigo, indivíduo.

Um outro aspecto que faz do Doutor Google um charlatão é a convicção que tenho de que a lógica da saúde é diferente da lógica da doença. O médico, durante sua formação e vida profissional, foi treinado a estudar e a desenvolver suas aptidões, voltado para o diagnóstico, prevenção e tratamento de doenças. Quando o assunto é saúde, a lógica não é a mesma. Para a doença, é fundamental que o conhecimento seja científico. Mas o conhecimento científico é um pedacinho do conhecimento existente. Para a saúde, esse enorme conhecimento existente, não necessariamente científico, pode ser muito útil, e o médico não tem muito conforto com isso. Nós, médicos, tendemos a querer tornar todo conhecimento em científico. Ao fazermos isso, ficamos sendo os detentores desse saber e podemos criar normas ou regras do que é bom e do que é ruim para a saúde das pessoas.

Ora, há mais de 160 mil anos que o *homo sapiens* está na Terra. Pode ser que não soubéssemos nada a respeito das doenças, atribuindo aos deuses ou humores suas causas, criando curas que hoje soassem como maluquice. Mas, com relação à saúde, certamente fomos acumulando um conhecimento (não científico) que nos trouxe até nossos dias. Portanto, meu ponto é que saúde não é uma área exclusiva do médico. Pelo contrário, medicalizar a saúde é um perigo porque não entendemos desse assunto e vamos criar regras.

Ao fazermos isso, retiramos das pessoas a segurança que deveriam ter para cuidar da sua saúde, sem que o médico precise opinar sobre tudo, a todo momento. Pode isso, não pode aquilo. Ora, as pessoas sabem o que pode e o que não pode, não precisando de um médico para ensiná-los. Claro que estou exagerando, apenas como provocação para que se reflita o quanto nós, médicos, nos metemos onde não deveríamos: na saúde das pessoas.

Quando uma mãe pergunta se agora o seu bebê de 7 meses já pode comer brócolis e o pediatra responde que é melhor esperar até os 8 meses, parece que existe uma ciência da nutrição para justificar essa espera. Não existe. Desafio qualquer pediatra do mundo que tenha tido uma única aula sobre com quantos meses uma criança pode comer brócolis.

Portanto, para as questões de doença, o Doutor Google não é um bom médico, porque não é médico, não é gente, não consegue acrescentar arte à ciência, para dar conta do indivíduo. Nas questões de saúde, Doutor Google não é um bom médico porque médicos não entendem tanto de saúde quanto as pessoas. Saúde é um conhecimento amplo. Nomear o médico detentor desse saber é terceirizar algo essencial, aumentando a insegurança das pessoas quando o que precisamos é de um pouco de ousadia e criatividade, principalmente com as crianças.

Vamos usar o Google, sites, blogs, grupos, fóruns, ChatGPT para saber um pouco mais, obter informações, ouvir opiniões; nunca como um substituto da consulta médica. Vamos à consulta médica valorizando a relação que se estabelece para questões de doença e conversar sobre prevenção. Mas, no campo da saúde, vamos usar o conhecimento acumulado, nossa sensibilidade e bom senso, tentativa e erro, fugindo de regras e normas ditadas por profissionais da saúde cujo objetivo final é o de nos tornarmos donos de um saber (que não nos pertence), medicalizando a vida. Vida é algo muito maior do que uma prescrição médica. A receita está em cada um de nós e não no Doutor Google.

E não é que crescem?

A crônica a seguir é uma ficção. Ou, como aparece nas embalagens de alimentos, meramente ilustrativa.

Planejada ou não, há uma gravidez. A vida muda radicalmente. Até o minuto antes de ver o resultado do exame, havia uma mulher com alguma expectativa. Positivo! A mulher continua ali, perplexa, alegre, triste, preocupada, realizada, quando se aproxima uma mãe e fica do lado olhando. A mulher se movimenta e a mãe vai junto, como uma sombra, ainda externa. O corpo vai se modificando e a mãe, que era apenas uma sombra, vai ocupando o lugar daquela mulher. Por um tempo, há uma enorme confusão de identidade: mulher ou mãe?

Ambas? A gravidez avança e não dá mais para esconder, lá vai uma mãe, com a sombra de uma mulher a acompanhá-la. O pai fica meio que esperando para saber se naquele dia ou momento está com a mulher ou com a mãe do filho.

O bebê é um projeto, onde cabem todos os desejos e sonhos. Será educado de uma maneira ímpar, muito melhor do que os futuros pais foram, com muito mais tolerância, paciência e até sabedoria. Hoje somos mais bem informados, menos engessados, cabeça mais aberta. Nosso filho será uma pessoa realizada e feliz, que vai nos amar profundamente. Junto com esses sonhos, as providências de roupas, fraldas, arrumar um quarto, escolher um berço, tudo sempre visando ao melhor para o filho.

Nesse ponto, o mercado faz a festa inventando móbiles que desenvolvem o hemisfério esquerdo do cérebro e chocalhos para o direito. Chupetas ortoanatômicas e uma coleção de músicas que estimulam a capacidade matemática do bebê. Enfim, o mercado se aproveita desse momento de sonhos e idealizações para vender toda a tralha que pareça contribuir para um ser humano fabuloso. Fora os cuidados com a saúde, outro capítulo em que o mercado faz a festa. Travesseiros anti-isso, gotas antiaquilo, bolsas térmicas para evitar aquilo outro e pomadas mágicas.

Nasce o bebê. Uma pessoa passa a ter existência real. Essa pessoa nunca é a mesma que foi planejada: chora à noite e quer mamar o tempo todo; ou dorme demais e é preguiçosa para mamar; ou fica vermelha se espremendo toda como se algo muito ruim estivesse acontecendo. Onde está aquele bebê do nosso plano? Foi substituído pela pessoa real.

Nessa fase, os amigos dizem: "Calma, passa rápido". Só pode ser ironia, pensam os pais. Nada passa. O tempo congelou e só existem mamadas, fraldas, cocôs, pomadas em ciclos intermináveis, não necessariamente na mesma ordem. Vida própria, vontades? Esqueçam! Isso nunca vai acabar, pensam os pais. Mas acaba. E não é que crescem?

Viram bebês que sorriem, sentam-se, engatinham e andam. Começam a comer sozinhos e a ter vontades próprias. A pirraça se instala e, na sequência, a argumentação, pautada por intermináveis por quês. Nesse momento, os pais se dão conta de que o plano de ser melhor do que os avós meio que perdeu o sentido. Já ficaram irritados, chateados, perderam a cabeça e disseram coisas que haviam prometido nunca dizer. Pelo menos, ficaram mais humanos e, em algum momento, reconhecerão que seus pais até que foram bem legais.

Vêm a escola, os amigos, o dormir fora, a vontade mais estruturada e um poder de negociação sedutora incrível. Que delícia!

Mas não é que crescem? Certa manhã, os pais se dão conta de que há um adolescente na casa. Se dão conta porque não acordou para o café; dormiu até depois do meio-dia. E, quando acorda, exige um determinado café da manhã. À noite, quer sair e bate portas quando não lhe é dada a autorização. Informam aos pais, com todos os requintes de crueldade possível, que os pais dos amigos são muito melhores do que eles. Sabem o que dizer para ferir mortalmente seus pais. Nessa época, começam a pensar: "Quando eu tiver filhos, vou ser muito mais legal com eles do que esses meus pais"!

Os pais, em geral, só percebem o crescimento dos filhos depois deste ocorrer. Namorar? Não é cedo demais? Vestibular? Mas já? Ontem, era um bebê! Pois é, o tempo congelado, imóvel quando tinham um bebê, virou uma cachoeira, fluído, rápido e incontrolável.

Os pais passam a correr atrás do tempo dos filhos, como quando aprenderam a andar.

Formatura, trabalho, ideias próprias, escolhas! E não é que crescem?

Chega o dia em que apresentam um namorado ou namorada mais "sério". Os pais ficam ali olhando sem saber se acham bom, ruim ou não acham nada. Mas, no íntimo, se perguntam: não é cedo? Acabou de se formar, não seria melhor esperar um pouco mais? Há um conflito na cabeça entre a alegria de ver uma pessoa feliz, independente, se realizando e a constatação de que a filha ou o filho ganhou o mundo. É um pouco a maldição da prece atendida. Tudo que os pais querem é filhos independentes, mas precisava ser agora? Isso, porque eles crescem!

Até que um dia comunicam que vão se casar. Um ciclo que se inicia repetindo um ciclo que os pais já viveram, assim como os pais dos pais, ainda que novo e único. A formação de uma nova família, ampliando a dos pais que aprendem a conviver com noras e genros. A perspectiva de se tornarem avós se aproxima desses pais como uma sombra ainda externa, aguardando o momento de dar o bote e transformá-los em vovó e vovô.

Qualquer semelhança desta crônica com a realidade é mera coincidência. Não tem nada a ver com o fato de a minha filha Carolina se casar amanhã com o Sylvio. Nenhuma relação com o espanto que é perceber o ciclo da vida acontecer de forma rápida (demais)! Mero acaso perceber que a minha família aumentou.

Sinto novas emoções e, curiosamente, uma renovação. Vejo na alegria da Carolina e do Sylvio motivos para minha alegria. Vejo no amor deles um toque de suavidade, necessário na vida. Vejo no sorriso cúmplice de ambos a eternidade do momento presente. E me vejo muito feliz em poder ver tudo isso, constatando: e não é que crescem?

Sonhos e esperanças de um pediatra

Claro que desejo todas as "grandes coisas": saúde, paz, um país sem crise moral, política e econômica, uma cidade sem violência e os cidadãos solidários e cordiais. Gostaria de ver a descoberta da cura para várias doenças e as pessoas adotando hábitos de vida mais saudáveis, evitando adoecer. Adoraria que o mundo fosse um lugar mais solidário, com menos desigualdade. Mas esses "grandes desejos" não passam de um norte, um caminho a ser percorrido. Não acontecem da noite para o dia. Não acontecem só porque o calendário muda de ano.

Tenho outra lista de desejos que é fruto da minha vivência de pediatra. Coisas que vejo no meu dia a dia, mesmo sem gravidade. Não acho que estas também possam ocorrer da noite para o dia, numa virada de ano. Mas dependem muito mais de nós mesmos (menos a primeira que é um sonho de todos!) do que as "grandes coisas". Vamos a elas:

A descoberta da cura das viroses

Viroses são doenças agudas, de curtíssima duração (uma semana), mas que causam um enorme transtorno para todo mundo. Além do transtorno, deixam os pais muito inseguros. É uma semana com febre que vai e vem, perda de apetite, irritabilidade, choro inconsolável, muitas vezes com nariz escorrendo e tosse. Não raro, quando a criança fica boa, pega outra virose e parece que está doente o tempo todo. Seria uma maravilha se todas as crianças pudessem ir para suas creches com os pais tranquilos, sabendo que, em caso de uma virose, uma dose única da nova descoberta resolveria.

O uso seletivo da internet

Informação é fundamental e a internet é uma maravilha para isso. Ocorre que também é farta em mitos, erros, distorções, além de disseminar informações totalmente falsas, que geram insegurança ou comportamentos que colocam em risco a saúde dos filhos, como não os vacinar, por exemplo, por conta de mentiras lidas na internet. Ou adotar uma determinada alimentação restritiva, sem fundamento algum. Seria um espetáculo se os pais passassem a usar a internet para consultar sites institucionais, sites oficiais de sociedades médicas, sites de ministérios da Saúde, do Brasil e do exterior, evitando os que são baseados em relatos e testemunhos em detrimento de evidências científicas.

O abandono dos cursos para mães

Atualmente há cursos para quase tudo que se possa imaginar. Curso para o parto, para amamentar, para dar banho no bebê, para alimentar depois dos 6 meses. Cursos de música e natação para bebês. Breve vão nos oferecer curso de inglês e sobrevivência na selva para bebês menores de 1 ano! A pergunta é: a quem interessa esses cursos? A resposta é uma só: aos donos dos cursos que enriquecem explorando a ideia de que alguém sabe fazer melhor do que a própria mãe e que esta "precisa" desse tipo de informação para ser uma boa mãe. Em bom português, exploram a insegurança normal que todos nós temos diante de algo novo e tão importante quanto um filho recém-nascido. Será muito mais divertido se as mães se rebelarem contra cursinhos disso e daquilo, tomando em suas mãos, com criatividade, individualidade e originalidade, o cuidado de seus bebês.

Amamentar no peito continua sendo o melhor, mas sem meta de tempo

Amamentar no peito, exclusivamente por seis meses, continua sendo o melhor para o bebê. Mas seria ótimo se as mães deixassem de pensar nos seis meses como uma meta e sim como referência. Quando pensam em meta, passam a ficar preocupadas se vão atingi-la. Como um corredor de maratona que tem uma distância a cumprir. Se não cumprir, não completou a maratona, não tem sequer uma classificação. Amamentar não é como uma corrida com meta. Amamentar é um meio, não um fim em si. O fim em si, me parece, é o de oferecer o melhor possível para os filhos. Se o melhor possível for o peito, ótimo. Se não for, ótimo também. A ideia de que é uma meta gera insegurança e frustração nas mães. Abre espaço para "cursos" e "consultorias". Estes, em vez de contribuírem para a formação do vínculo entre mãe e bebê, deslocam o foco para a mãe-amamentação. Claro que vamos estimular e incentivar a amamentação exclusiva, sempre. Mas vamos desejar que as mães se libertem da tirania de uma meta temporal de amamentação.

Ler para os filhos

Até hoje, o melhor método de estimular o desenvolvimento intelectual, cognitivo e criativo das crianças é a leitura. Em vez de buscar métodos mais "modernos" ou que incorporem tecnologias (olha os cursinhos se aproveitando, de novo!), leia para os filhos, desde bebês. É o melhor que podemos fazer para estimulá-los. A leitura, diferentemente da tela eletrônica, do desenho ou do filme, provoca a imaginação criativa da criança. Cada uma terá que "inventar" o seu sapo, sua lagoa, sua princesa etc. Além desse aspecto, a leitura com os pais é um momento de vínculo afetivo, contato físico e, por que não, de criatividade para os adultos que devem modular a voz, adequando-a à história. Ou, melhor ainda, quando a história toda é uma criação dos pais. Ler tem um ritmo que é mais sereno e calmo do que o estímulo eletrônico e contribui para o desenvolvimento de algo importante na vida adulta, que é a capacidade de se concentrar por períodos mais longos. Claro que não vamos ler um romance russo para os bebês, mas, para ler um clássico na vida adulta, é preciso começar com um sapo na lagoa. À medida que os filhos crescem, a leitura junto passa a ser menos importante e o exemplo em casa, de pais que leem, se torna uma ótima referência. Portanto, filhos podem nos ajudar a aderir a novos hábitos saudáveis e prazerosos, como a leitura (alimentação, exercícios etc.).

O triunfo da emoção sobre a razão

Vivemos em um mundo com muita propaganda da nossa racionalidade, mas que fala pouco ou desdenha da nossa emotividade. Ora, nossa emotividade precede a razão. O bebê é emoção pura e se comunica com seus pais por um bom período dessa forma. O afeto e o acolhimento que damos aos bebês são fundamentais. Não dá para deixar um bebê no colo e "explicar" que o amamos ou o que está acontecendo. A única linguagem que um bebê entende é colo e carinho. Crescemos e continuamos sendo seres simbólicos, antes de sermos racionais. Vemos uma pessoa que não conhecemos na rua e temos um sentimento de simpatia, espanto, curiosidade, medo etc. Esses sentimentos, reais, precedem conhecermos a pessoa para podermos fazer um "juízo" racional a respeito dela. Mas a cultura divulga a razão como superior. Divulga a eficiência como sendo um objetivo de vida, quando a vida não é para ser eficiente e sim alegre, feliz, realizada etc. Eficiência é para empresas, mas seres humanos e suas famílias não são empresas. Assim, encerro essa minha lista com o desejo de que possamos ser emotivos e afetivos com nossos filhos e próximos, sem receio de que seja algo menor ou que interfira na nossa capacidade de sermos racionais. Não se trata de escolhermos entre racionais ou emocionais. Mesmo porque, essa escolha já foi feita muito antes, à nossa revelia, e veio pronta dentro do nosso DNA. Somos ambos e não adianta tentar esconder um lado porque o preço a pagar é caro. Se formos mais emotivos, equilibrando esse desbalanço cultural, daremos aos nossos filhos um exemplo que fará com que a vida deles possa ser mais feliz e harmônica.

De: criança@viversedivertindo.org
Para: pais@preocupados.com

Mamãe e Papai,

No Dia da Criança, queria aproveitar para lhes dizer algumas coisas que considero importantes e, talvez, vocês não tiveram a chance de ouvir antes. O autor deste livro, que gosta muito de crianças, me ofereceu o espaço para escrever. Achei ótima a ideia e aceitei.

A primeira coisa que quero dizer é que vocês se pré-ocupam demais. Isto é, adoecem de futuro. Parece que essa é uma doença de adultos que se ocupam, antes da hora, com o futuro. Eu, como criança, só consigo viver a vida no presente. E ainda desconfio que, se há esse tal futuro, o melhor jeito de eu poder vivê-lo vai ser tendo vivido de forma intensa e adequada todos os presentes que existem antes de chegar nele (o futuro).

Pode parecer um pouco confuso para vocês, mas o sapo da lagoa, aquele que não lava o pé, me disse para dizer isso para vocês de um jeito que vocês entendessem. Ele disse uma frase que eu não entendi bem, mas garantiu que vocês entenderiam: cada coisa no seu tempo, na sua hora. Claro que eu confio em vocês e, se pensam nesse tal futuro, devem ter seus motivos (ou não). Mas gostaria que pensassem um pouco no que eu disse e, em vez de antecipar as coisas, aproveitassem comigo o presente.

Outra coisa que não sei se vocês sabem, mas, quando eu era bebê, eu chorava sem motivo. Nem eu mesmo sabia por que estava chorando. Claro que chorei de fome, de frio, de calor e porque a fralda estava suja, e achava o máximo como vocês adivinhavam rápido o que estava me incomodando. Ponto para vocês! Mas tinha momentos em que eu chorava porque levava um susto com o barulho do leite sendo engolido ou não entendia bem um "trum" que acontecia na minha barriga. Teve dias em que eu chorei muito e forte, só porque estava achando divertido e relaxante. Afinal de contas, eu não tinha muita coisa para fazer, além de mamar, dormir e fazer cocô.

Chorar era um momento bem animado. Mas confesso que ficava preocupado, tenso, com vocês desesperados tentando entender o meu choro que não era nem de calor, frio, fome ou fralda suja. Também não era de cólica ou dor. Era só choro mesmo. E vocês indo e vindo, olhando, apertando, virando, mexendo, eventualmente chorando comigo, ligando para parentes, amigos e pediatra. E eu ali querendo dizer que não precisavam se ficar desesperados, porque estava tudo bem. Ia ficando nervoso e fazia o que eu sabia fazer de melhor: chorava mais forte! Se vocês decidirem que eu vou ter uma irmãzinha ou irmãozinho (coisa que eu definitivamente não quero, apesar de, às vezes, dizer que quero), lembrem que bebês choram sem motivo também.

Tenho um pedido: leiam mais comigo. Vocês não imaginam o prazer que me dá sentar no colo e ouvir a voz de vocês, apontando para as figuras no livro. Fico fascinado e gostaria de repetir isso mais vezes. Claro que tem horas em que eu não estou tão a fim e vou querer brincar de outras coisas. Não interpretem isso como sendo um não gostar. É só que, como criança, naquela hora, não quero. Mas, se vocês tiverem paciência e, de algum modo, criarem uma rotina de leitura, vou adorar. Depois, já andei pensando, aquele celular e iPad são bem divertidos também, mas, algo me diz que estes me hipnotizam, enquanto aqueles (os livros) me fazem criar imagens e histórias.

Sei que vocês não fazem por mal, pelo contrário, mas não gosto de mentirinhas. Por exemplo, quando me dizem que vacina não dói nada, fico uma fera. Dói e muito! Se vocês não querem me assustar, digam que é uma picada que dói, mas passa. Ou não digam nada sobre a dor e comentem que é normal não querer tomar ou ter medo da vacina. E, na hora de aplicar a vacina, não fiquem horas me explicando a sua importância. Expliquem uma vez, me segurem com força e vamos acabar logo com isso! Vocês não sabem o que é um sofrimento adiado por uma negociação interminável. É muito maior do que a picada que acaba logo. Isso vale não só para vacinas, mas para qualquer coisa desagradável pela qual eu tenha que passar.

E, por falar nisso, nunca entendi por que chamam o pediatra de tio. Nunca vi ele em nenhuma festa da família, nem no Natal! Que tio estranho esse que nunca aparece, só eu que apareço num lugar que nem é a casa dele. Um lugar que tem um nome esquisito: vamos lá no consultório do tio fulano para ele te examinar. Desconfio que esse tio não é tio. Acho que ele é um médico e aí eu não sei por que vocês não o chamam pelo que ele é. Adultos têm cada uma!

Talvez vocês imaginem que precisem ser perfeitos, excelentes, maravilhosos o tempo todo, todos os tempos. Pois bem, outro dia, na consulta com o meu médico, ouvi ele contando para vocês o que uma pessoa com um nome muito diferente (Winnicott?) dizia: bebês e crianças não precisam de mães e pais perfeitos. Basta que sejam suficientemente bons. Na hora, eu estava brincando com um dos palitinhos que ganhei e pensei: por favor, escutem, porque se vocês forem perfeitos, a minha vida vai virar um inferno! O que o filho de perfeitos pode ser na vida? Perfeito! E, dado que a perfeição não existe, vou passar o resto da minha vida perseguindo algo inalcançável. Relaxem, errem sem medo e cuidem um pouco de vocês, deixando que eu me vire sozinho também.

Quando eu ficar doente, com um resfriado, por exemplo, cuidem de mim, mas não me sufoquem com cuidados. Fiquem perto, porque isso me faz sentir bem. Não precisa ficar medindo a minha temperatura de meia em meia hora, nem me empurrando comida pela boca adentro, repetindo que é importante comer e que eu não estou comendo nada. Também não fiquem me oferecendo infinitas opções de comidas. Me deixem ficar um pouco quieto, um pouco só, acompanhado por vocês. Nunca fui adulto para saber, mas suponho que quando ficam doentes, com febrão, enfiados na cama, também não queiram ninguém oferecendo algo ou dizendo o que devem fazer de dez em dez minutos! Se essa minha suposição estiver correta, lembrem-se disso no meu próximo resfriado.

Aliás, não é só quando eu ficar doente; mesmo saudável, eu gostaria que me deixassem um pouco em paz. Eu não preciso fazer algo o tempo todo. Na verdade, preciso de um tempinho para não fazer nada, para descansar, relaxar e até me tornar mais criativo. Como vocês devem saber, os gregos, sempre eles, perceberam que era preciso um momento de ócio para que se pudesse aprender algo. O ócio é tão importante para o aprendizado que é a origem da palavra escola! Portanto, não precisam encher minha agenda com atividades.

Muitas vezes, vocês imaginam que, se eu fizer muitas coisas durante o dia, dormirei melhor à noite. Tem horas em que eu fico tão excitado por causa das atividades que acabo dormindo mal e aí escuto vocês conversando que talvez eu não esteja fazendo atividades suficientes para me cansar. Além disso, quando vocês enchem meu dia com um monte de programações, eu fico sem tempo para inventar as minhas atividades, e isso (criar minhas atividades) parece que pode ser importante para aquele tal futuro no qual vocês pensam.

Um assunto difícil para mim é o dos limites. Eu odeio limites. Simples assim. Mas fico tão aliviado quando vocês os impõem a mim. Eu brigo, choro, deito no chão, mas, no meu íntimo, fico aliviado por saber que cuidam de mim e que eu posso explorar o mundo sem medo porque estarão atentos e não permitirão que eu quebre a cara (muito). Portanto, peço, imploro que usem a autoridade de vocês, sempre. Não estou pedindo para que sejam autoritários e até desconfio que, muitas vezes, deixam de usar a autoridade porque confundem com autoritarismo. Não é isso. Peço que exerçam o papel de pais, colocando limites, sem se sentirem culpados. Eu vou saber que isso também é amor.

E, assim, chegamos ao assunto mais importante da minha vida: amor. Me sentir amado por vocês é uma delícia. E olha que eu sinto isso desde bebezinho. Cada vez que eu percebo o quanto me amam, seja cuidando de mim, seja lendo e brincando comigo, seja me apresentando ao mundo, seja simplesmente me segurando, abraçando e beijando, seja colocando limites como eu já disse, é como uma epifania, um sentido para a vida. Ser amado, que não é mesma coisa que ser paparicado ou ganhar muitas coisas, é o maior presente que vocês podem me dar, no presente. Portanto, no Dia da Criança, adoraria um abraço apertado e um beijo carinhoso. Claro que um presentinho, como a tal sucata doméstica que o Dr. Roberto descreve no livro ou o que vocês quiserem dar, cai bem. Afinal, ninguém é de ferro!

Obrigado por me deixarem ser quem eu sou, amo vocês.

Um beijo bem gostoso,

seu filho.

Este livro utilizou as fontes
Baskerville e Univers. A primeira edição
foi impressa na gráfica Rotaplan em
papel Pólen Natural 80g, em novembro
de 2024, quando Carolina, filha de
Roberto Cooper, tinha 35 anos.